TRAITEMENT CHIRURGICAL

DE LA

GANGRÈNE PULMONAIRE AIGUË

PAR

Le Dr Gaston PICOT

Ancien Interne des Hôpitaux de Paris
Ancien Aide d'Anatomie à la Faculté

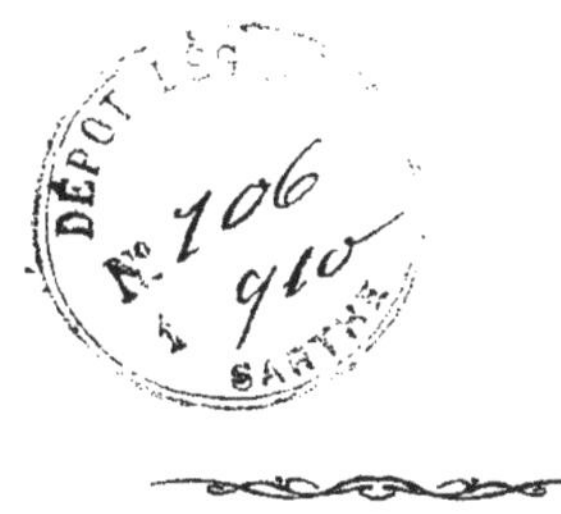

PARIS
G. STEINHEIL, ÉDITEUR
2, RUE CASIMIR-DELAVIGNE, 2

1910

TRAITEMENT CHIRURGICAL

DE LA

GANGRÈNE PULMONAIRE AIGUË

PAR

Le Dr Gaston PICOT

Ancien Interne des Hôpitaux de Paris

Ancien Aide d'Anatomie à la Faculté

PARIS

G. STEINHEIL, ÉDITEUR

2, RUE CASIMIR-DELAVIGNE, 2

1910

A MON PÈRE

ÉMILE PICOT

MEMBRE DE L'INSTITUT

A MON BEAU-PÈRE

A MON PRÉSIDENT DE THÈSE ET PREMIER MAITRE

M. LE PROFESSEUR RECLUS

MEMBRE DE L'ACADÉMIE DE MÉDECINE
PROFESSEUR DE CLINIQUE CHIRURGICALE
CHIRURGIEN DE L'HOTEL-DIEU
OFFICIER DE LA LÉGION D'HONNEUR

A MON MAITRE VÉNÉRÉ

M. LE PROFESSEUR ALBARRAN

PROFESSEUR DE CLINIQUE DES MALADIES DES VOIES URINAIRES
CHIRURGIEN DE L'HÔPITAL NECKER
OFFICIER DE LA LÉGION D'HONNEUR

A LA MÉMOIRE DE MES MAITRES
BOUILLY, POIRIER, TERRIER

A MES MAITRES DANS LES HOPITAUX

STAGE

MM. le Professeur CHAUFFARD.
BARIÉ.

EXTERNAT

MM. le Professeur RECLUS.
J.-L. FAURE, professeur agrégé.
le Professeur DIEULAFOY.

INTERNAT PROVISOIRE

M. Fernand BEZANÇON, professeur agrégé.

INTERNAT

MM. REYNIER, professeur agrégé.
SAVARIAUD.
MICHAUX.
le Professeur ALBARRAN.
MICHON.
GOSSET, professeur agrégé.
CUNÉO, professeur agrégé.

A MES MAITRES DE L'ÉCOLE PRATIQUE

MM. RECLUS, QUÉNU, HARTMANN, NICOLAS, professeurs; RIEFFEL, J. L. FAURE, P. DUVAL, LECÈNE, PROUST, LENORMANT, professeurs agrégés; BAUMGARTNER, DUJARIER, chirurgiens des Hôpitaux.

A MES AMIS

MM. ALGLAVE, CAUCHOIX, CHIFOLIAU, GRÉGOIRE, MOCQUOT.

AVANT PROPOS

Au cours de nos études nous avons été assez heureux pour observer deux gangrènes pulmonaires traitées par la pneumotomie (1). Toutes deux ont guéri ; les deux femmes qui en étaient atteintes sont aujourd'hui dans l'état de santé le plus florissant.

Ces succès nous ont incité à poursuivre l'étude du traitement chirurgical de cette affection.

Nous n'aurons en vue dans ce travail que la *gangrène aiguë*; il n'y sera nullement question des abcès ou des gangrènes chroniques.

Dans les traités didactiques on sépare les abcès et les gangrènes. Dans la pratique la chose n'est pas toujours aisée. Entre l'abcès simple et la gangrène, où se sphacèle tout un lobe, on trouve en effet tous les intermédiaires; il y a des abcès fétides, dont le pus contient ou non des parcelles de parenchyme et des fibres élastiques comme le pus d'une caverne gangréneuse. Les auteurs allemands ont établi sur ce sujet les classifications les plus variables. Ils décrivent des abcès simples et des abcès fétides, des abcès aigus et des abcès chroniques, des gangrènes aiguës, subaiguës et chroniques. Mais, si les classifications varient avec les auteurs,

(1) Ces deux observations appartiennent à nos maîtres Cunéo et Gosset, nous les remercions de nous avoir autorisé à les publier, et leur exprimons toute notre gratitude et notre plus vive reconnaissance pour les affectueux conseils qu'ils ont bien voulu nous donner.

tous les chirurgiens : Quincke, Lenhartz, Körte (148) (1) englobent dans une même étude et dans une même thérapeutique toutes les suppurations pulmonaires. En France, M. Tuffier (309) s'est rallié à cette façon de voir.

Pour notre part, nous nous séparons de ces auteurs, et nous distinguons nettement la gangrène. Évidemment, la symptomatologie, les signes physiques, l'examen radiologique, les méthodes opératoires, sont les mêmes dans tous les cas. Il est quelquefois difficile d'étiqueter un cas déterminé : abcès ou gangrène. Körte dit qu'il eut souvent de la peine à classer tel ou tel cas, et qu'il avait étiqueté abcès une suppuration d'où s'échappa plus tard une énorme escharre.

Ce qui pour nous prime le reste, c'est la *mortification*, l'*escharrification* du parenchyme pulmonaire ; c'est à ce processus que la gangrène doit son caractère spécial et sa gravité particulière.

Le pronostic de la gangrène n'est pas celui de l'abcès qui guérit souvent spontanément; les indications opératoires ne sont donc pas les mêmes dans les deux cas.

L'étude des abcès est encore imprécise et il semble bien que la majorité de ceux-ci soient des pleurésies interlobaires méconnues.

Entre l'abcès et la gangrène il nous faut établir une séparation; nous prendrons comme critérium la fétidité de la suppuration. Cette séparation est évidemment très schématique; mais c'est sur ce symptôme que se base Körte pour opérer.

D'autre part, nous laissons volontairement de côté les gangrènes chroniques.

La différence est bien grande entre les suppurations aiguës et les suppurations chroniques. Celles-ci sont trop souvent

(1) Les chiffres renvoient à l'Index bibliographique.

consécutives à une dilatation des bronches, et, si elles ne le sont pas, elles entraînent secondairement l'ectasie. Les parois des cavités sont dures, rigides et n'ont aucune tendance à s'accoler; les foyers sont multiples, disséminés dans tout un lobe.

Les résultats de la pneumotomie sont lamentables; la guérison, longue à survenir, n'est jamais complète; l'expectoration ne tarit pas, ou si, dans les cas favorables, elle s'améliore, cette amélioration est de courte durée, la fistulisation est la règle. Körte (147) rapporte l'observation d'un malade qu'il réopéra quatre fois. L'enfant ne guérit qu'après que Körte lui eut réséqué tout un lobe pulmonaire. Ces cas chroniques ne sont donc justiciables que d'une thoracoplastie étendue ou d'une résection pulmonaire : c'est la conclusion à laquelle sont arrivés Friedrich, Körte, Lenhartz au XXXVIe congrès allemand de chirurgie (1907).

C'est pour avoir fait des pneumotomies à de tels malades que les chirurgiens ont encouru tant d'échecs; mais il fallait l'expérience pour établir ces faits.

* * *

De tout temps, en présence de la gravité de la gangrène pulmonaire, les auteurs ont eu la pensée de s'attaquer directement au foyer.

A la méthode d'inhalations térébenthinées ou créosotées, préconisée par Skoda, les médecins substituèrent la méthode plus active des injections intraparenchymateuses: Mosler en 1893 (121), Koch (141), Peper (227), Fraentzel et surtout Hewelke en 1891 (121). Ce dernier obtint des résultats encourageants avec une solution alcoolique de menthol à 2 °/₀ ou de thymol à 1/2 °/₀. M. Chauffard préconisait le naphtol camphré.

Le traitement chirurgical de la gangrène pulmonaire ne

date guère que de 1875-1880, époque des recherches expérimentales de Glück (104), de Mosler (203) et de Schmidt (264) sur la résection pulmonaire. Mosler opéra son premier malade le 14 janvier 1875. Il s'agissait d'une caverne, vraisemblablement bronchectasique, avec séquestre. Le malade guérit; mais huit mois plus tard il mourut tuberculeux. Et cependant, lorsqu'on remonte dans l'histoire de la chirurgie, on trouve que déjà Hippocrate, puis Schenk en 1584, Baglivi et Purmann en 1696 (261) ouvrirent des collections suppurées du poumon. Barry, en 1726 (8), Sharp, en 1679 (269), incisèrent des cavernes. Callisen, dans son traité de chirurgie, recommande la pneumotomie dans les suppurations pulmonaires. Bell (16), Nasse (209), Kriemer, Claessens (42), Hastings, Stork (281), Herff (119), firent aussi des pneumotomies.

Ces cas restent isolés, et Truc, en 1885 (292), ne peut rapporter dans sa thèse que 13 cas avec 6 morts. Richerolle, en 1892 (241), n'en compte que 31 avec 45 % de morts. Notre maître le Professeur Reclus y ajoute 13 cas, en 1895, et sa série est particulièrement heureuse (85 % de guérisons). M. Tuffier (296), en 1897, réunit dans sa *chirurgie pulmonaire* 72 observations avec une mortalité de 40 %.

Le traitement de la gangrène pulmonaire a soulevé plusieurs discussions à la Société de chirurgie en 1903, 1905, 1908 (MM. Lejars, Tuffier, Delbet, Bazy, Monod, Walther). Terrier (287), Delagénière (52-57), Auvray (4), Lejars (166), Tuffier et Martin (309) ont publié sur ce sujet des leçons et des monographies. Cette question a inspiré encore plusieurs thèses : Villière (315), Dutar (70), Duperrier (69), Disser (66), Chevalier (39), Delacour (51), Barthez (7), Guibourg (109), Fiolle (81), Teissier (285) et, malgré ces travaux, elle en est restée où M. Tuffier l'a laissée en 1897.

A l'étranger, en Allemagne notamment, le traitement de la gangrène pulmonaire préocupe vivement de nombreux chirurgiens, et des travaux importants sont consacrés à cette question par Heitz (115), Langenmantel (118), Sonnenburg (277), Quincke (235), Krause (149), Garré (98), Sultan (99), Lenhartz (140 et 170), Mikulicz (31), Körte (148), Friedrich (89), Glück, Kissling (140). Plusieurs thèses rapportent des faits intéressants : celles de Krautwig (152), Cohen (43), Borchert (22), Ulatowski (310). Deux statistiques intégrales fixent surtout la valeur du traitement chirurgical de la gangrène pulmonaire : celle de Körte qui porte sur 28 cas, et celle de Lenhartz qui, complétant les observations que Kissling a publiées, porte sur 85 cas (XXXVIe Congrès allemand de chirurgie, 1907) (1).

Nous ne citons ces travaux que pour montrer, que, retardée par les difficultés et le manque de précision du diagnostic, autant que par les conditions qui font de la chirurgie thoracique une chirurgie un peu particulière, la chirurgie de la gangrène du poumon eut des débuts précaires. Actuellement, malgré les progrès accomplis dans les moyens d'investigation par l'exploration aux rayons X, malgré le perfectionnement de la technique chirurgicale par la découverte d'appareils permettant d'ouvrir la plèvre sans pneumothorax, la mortalité n'a par beaucoup baissé, puisqu'elle est encore aux environs de 29 °/₀. Nous voudrions par cette étude montrer que l'on est en droit d'espérer mieux de la chirurgie ; mais il faut pour cela que les chirurgiens n'appliquent pas la pneumotomie à des suppurations chroniques, justiciables d'autres modes de traitement, et que les médecins ne méconnaissent pas la valeur de cette intervention, qui substitue au drainage insuffisant des bronches un drainage chirurgical efficace.

(1) Nous remercions le Dr Kissling qui, au moment où nous mettons sous presse, nous annonce, comme complément à son premier travail, la publication prochaine d'une étude reposant sur 120 cas personnels au Pr Lenhartz.

Notre étude est fondée sur 149 observations dont 2 inédites; elles sont presque toutes postérieures au travail de M. Tuffier (1897), dont aucun des 72 cas n'est relaté dans les tableaux qui suivent.

Nous diviserons cette étude en quatre parties :

Indications opératoires ;

Méthodes qui permettent de faire un diagnostic exact et précoce ;

Méthodes opératoires ;

Résultats.

CHAPITRE PREMIER

INDICATIONS OPÉRATOIRES

Si la mortalité après la pneumotomie est si élévée, c'est que bien souvent les malades sont opérés dans un état très précaire : on a trop attendu une guérison spontanée, on n'a fait que trop tard un diagnostic exact.

La guérison spontanée de la gangrène pulmonaire est admise par tout le monde ; nous en connaissons personnellement deux cas, et Rendu, en 1898, a publié l'observation d'un malade qui guérit spontanément après avoir évacué un lobe pulmonaire tout entier. Dans les discussions de la Société de Chirurgie de 1903, tous les membres qui y ont pris part admettent ce mode heureux de terminaison.

Les statistiques sur ce sujet sont rares. Elles donnent :

Lebert..........	81,2 °/ₒ	de morts	26	sur	32 cas
Bonome.........	100 °/ₒ	—	7	—	7 —
Huntington......	65,6 °/ₒ	—	21	—	32 —

Ce qui donne un ensemble de 76,5 °/ₒ de morts.

On pourrait objecter que ces statistiques sont anciennes et ne sont peut-être plus en rapport avec les chiffres actuels; il n'en est rien. A côté des chiffres de Villière (1898), qui donnent une mortalité de 75 à 80 °/ₒ, nous pouvons reproduire ceux que Kissling (140) a rassemblés dans les trois grandes cliniques de Berlin de 1897 à 1900, et qui portent sur 133 cas :

Guérison	10 fois,	soit	6,57 °/₀
Amélioration	30 —	—	19,7 °/₀
Non guéris	7 —	—	4,6 °/₀
Morts	86 —	—	56,6 °/₀

37 malades ont été notés comme améliorés ou non guéris ; ils ont gardé un foyer suppuré qui a pu être le point de départ de foyers secondaires, d'hémorragies, d'infection. Ces cas, devenus chroniques, se sont sans doute terminés ultérieurement par la mort. De sorte que 123 malades n'ont pas guéri, soit 80,9 °/₀.

Quelles que soient les statistiques, les chiffres concordent pour admettre que la gangrène pulmonaire se termine par la mort 75 à 80 fois sur 100 environ.

A côté de cette idée fausse mais si profondément ancrée, que les gangrènes pulmonaires guérissent spontanément, l'incertitude du diagnostic est aussi un facteur qui charge terriblement la mortalité opératoire.

Nous aurons à étudier plus loin les données du diagnostic. Mais disons de suite que seul l'examen radioscopique permet de faire un diagnostic précis et précoce.

Dangers de l'attente. — Spillmann et Haushalter (280) recommandent d'attendre que l'hépatisation ait diminué. Ce précepte est à rejeter. Il n'est pas prouvé que l'hépatisation, tant que le foyer n'est pas drainé, ait des tendances à diminuer. Nous avons pu nous rendre compte que l'hépatisation était très peu étendue dans le cas de M. Gosset, où la lésion était relativement récente. Que l'on compare cette hépatisation à celle que l'on observe dans les lésions chroniques et l'on aura la conviction que dans certains cas, pour ne pas dire de nombreux cas, la congestion passive s'étend et progresse, en même temps que la sclérose s'organise et que les bronches s'ectasient.

La vomique est le mode de guérison naturelle de l'affection. Faut-il l'attendre ?

Karewski (135) a montré que l'ouverture bronchique est un événement fortuit, qu'on ne peut provoquer, et dont on ne peut hâter l'apparition. Mais en attendant que cette ouverture se fasse, le foyer s'étend, gagne de proche en proche, peut atteindre les vaisseaux, et surtout « l'aggravation de l'état général témoigne de l'abondance et de la virulence des résorptions toxiques » (Lejars). Karewski dit qu'il ne faut pas toujours l'attendre, que l'expectation ne peut être permise — et cette recommandation n'est pas absolue — que chez les jeunes sujets, lors de petits foyers du sommet, dans quelques abcès de la base (1). M. Lejars (166) partage les idées de Karewski lorsqu'il écrit : « Qu'on ne se presse pas trop en présence d'une collection de contours encore un peu indécis, d'une fièvre modérée, d'un état général qui se maintient, cela va de soi. En sera-t-il de même lorsque les signes de septicité sont d'emblée plus accusés et vont en s'aggravant très vite ? » Et il cite l'exemple d'un jeune homme de 25 ans, très vigoureux, qui, après une broncho-pneumonie grippale, voit son état général s'améliorer, puis s'altérer de nouveau. L'auscultation, la percussion, font penser qu'il existe dans la base droite une collection suppurée. Bientôt le diagnostic se confirme ; mais on attend un mois la vomique. Quand, on se décide à intervenir, le malade est dans un tel état de cachexie que, bien qu'opéré à la cocaïne et très rapidement, il succombe au bout de quinze jours. Une observation de M. Walther concernant un jeune fille est copiée sur celle de M. Lejars.

Il est donc à la fois inutile et dangereux d'attendre que

(1) Karewski envisage ici surtout les abcès.

l'hépatisation diminue et de trop espérer d'une vomique qui tarde à se produire.

L'attente, l'expectation expose à de nombreuses complications :

Du côté du foyer. — Indépendamment des lésions de sclérose pulmonaire qui se produisent, la caverne peut s'étendre, des hémorragies survenir quelquefois fois minimes, souvent effroyables, lorsqu'un vaisseau s'est ulcéré, ou qu'un anévrisme intracavitaire s'est rompu. Mais le grand danger réside dans la possibilité de greffes lorsque la caverne est ouverte dans les bronches.

Depuis Laennec on divise la gangrène pulmonaire en gangène circonscrite et en gangrène diffuse. Les médecins cependant « voient dans les greffes successives de particules gangréneuses issues du foyer principal, la cause de la multiplicité si fréquente, si grave et si souvent fatale, de la maladie » (Tuffier). Lenhartz (170) est aussi de cet avis, car il a pu saisir cette évolution sur des malades en cours de traitement. M. Bruhl nous a relaté le cas d'un malade de son service, qu'on croyait guéri spontanément d'une gangrène circonscrite, et chez lequel se formèrent des foyers multiples qui amenèrent la mort du malade.

Dans les observations que nous rapportons, cinq fois le chirurgien ouvrit au cours de l'opération plusieurs cavernes ; huit fois c'est à l'autopsie que l'on constata que le foyer ouvert communiquait avec un ou plusieurs foyers voisins ; neuf fois la mort d'opérés est causée par une ou plusienrs cavités passées inaperçues et siégeant dans une autre partie du poumon. Dans les observations recueillies par M. Tuffier (296), on trouve aussi trois cas où les foyers étaient multiples (22, 38, 67).

Du côté de la plèvre. — L'ouverture qui tarde à se faire dans la bronche peut se faire dans la plèvre.

Nous n'avons pas ici en vue la gangrène pleuro-pulmonaire

de Tuffier. Le foyer superficiel s'ouvre dans la plèvre où des adhérences préexistantes limitent le foyer. Cette forme n'est pas grave. M. Tuffier (296) sur 8 cas qu'il a réunis, note 7 guérisons. Körte a observé lui aussi 8 de ces cas, dont 7 ont guéri. Nous avons surtout en vue « l'inondation pleurale » par un foyer profond. Körte a observé 8 fois cette éventualité : 7 malades ont succombé ; Garré et Sultan (99) ont observé cette complication : leur malade est mort. M. Lejars (166) a relaté l'histoire d'un malade de 28 ans qui, après de nombreuses hésitations, lui fut amené porteur d'un vaste empyème et qui, bien qu'opéré aussitôt, ne survécut pas. C'est donc une complication redoutable.

Du côté du poumon opposé. — Trop souvent c'est l'atteinte du poumon opposé qui contre-indique l'opération, et qui emporte le malade : foyers secondaires, bronchopneumonie, pneumonie. Dans de nombreux cas, un foyer gangréneux, un abcès, succèdent à une pneumonie qui a été double, et des lésions de congestion chronique, d'hépatisation, persistent dans le poumon opposé. Mais bien souvent les lésions sont consécutives à l'inoculation des produits sphacéliques charriés par le poumon malade et qui inoculent le côté opposé.

L'état général enfin est rapidement compromis. A vrai dire, il existe des cas où la suppuration ne retentit sur l'état général des malades qu'au bout d'un laps de temps assez considérable ; ce sont ces formes subaiguës qui en imposent pour la tuberculose, où les lésions locales s'étendent sournoisement, et c'est lorsqu'un lobe entier est désorganisé que la fièvre, qui était modérée, qui se montrait par accès, prend subitement une intensité remarquable. Ces cas sont des cas chroniques qui se terminent par un cortège symptomatique aigu. Mais à côté de ceux-là il existe des cas graves d'emblée. La maladie débute avec l'intensité d'une pneumonie :

mais l'état général est plus rapidement atteint encore. En quelques semaines on peut voir s'associer de l'insuffisance hépatique, de l'insuffisance rénale, du collapsus cardiaque. Il ne faut pas oublier — et nous aurons à le répéter — qu'ouvrir le foyer de gangrène et le drainer n'est pas tout. La guérison est longue à survenir, des opérations successives sont quelquefois nécessaires. Le malade doit être en état de faire les frais d'une longue suppuration.

Et puis n'est-ce pas parce qu'on est intervenu trop tard qu'on voit survenir les abcès du cerveau ? On a été jusqu'à incriminer l'opération de les avoir produits. M. Tuffier (296) cependant fit dans la même séance, une pneumotomie pour gangrène et une crâniotomie pour abcès.

On a prétendu que l'intervention hâtive était mauvaise, parce qu'on risquait de trouver une plèvre non adhérente, et parce que le diagnostic était indécis; on ne doit retenir que l'imprécision du diagnostic, car la question des adhérences pleurales ne peut ni ne doit entrer en ligne de compte dans les indications opératoires. Quincke (98) n'a-t-il pas montré que le temps n'a rien à voir dans la formation des adhérences, puisque l'on peut tomber sur une plèvre libre dans des cas très anciens ? Cela dépend du siège de la cavité.

Le diagnostic est souvent difficile à poser au début. Nous étudierons les moyens dont disposent médecins et chirurgiens ; nous reconnaitrons que les symptômes physiques n'ont que peu de valeur, mais que la radioscopie permet toujours de faire un diagnostic exact et très précoce.

A quel moment faut-il intervenir ? — Les chirurgiens ne se basent pas tous sur les mêmes éléments pour poser les indications opératoires.

M. Tuffier opère lorsque le drainage bronchique est insuffisant, lorsque la température reste élevée, que la fétidité ne diminue pas, que l'état général s'altère. « De l'observation attentive du malade, de l'évolution de la maladie, le chirurgien tirera la conviction que l'opération est nécessaire; il n'y a pas de signes précis indiquant la possibilité de la guérison spontanée. » (Tuffier et Martin.)

Körte (148), qui vit guérir spontanément un malade chez lequel il croyait une pneumoctomie indiquée, conseille d'intervenir dès que l'expectoration devient fétide.

Notre vénéré maître Terrier (287) conseillait d'opérer les abcès dès que le diagnostic est posé. Eisendrath (71), pour les suppurations à pneumocoques, attend quatre semaines et, si au bout de ce laps de temps, la température ne s'est pas améliorée, si l'expectoration reste fétide, il intervient. Fraenkel tient compte aussi de l'étiologie de la suppuration. Il intervient d'une façon précoce quand elle succède à une grippe, attend quand elle succède à une pneumonie. Karewski (135) intervient dès le début, sauf dans trois cas: 1° chez les enfants; — chez eux la vomique curatrice est plus fréquente; leurs organes, vierges de toute usure, résistent mieux à l'intoxication; — 2° dans les abcès du sommet qui ont plus de tendance que ceux de la base à se vider et à guérir, 3° dans certains abcès de la base où l'état général est peu touché.

En somme la majorité des chirurgiens, et M. Lejars (166) résume bien cette tendance, « n'opèrent qu'après avoir suivi leurs malades et avoir établi un diagnostic précis ».

En Allemagne il existe deux écoles chirurgicales plus hardies : Garré et Quincke (98), d'un côté, Lenhartz (140), de l'autre, recommandent d'intervenir dès le début, quand le diagnostic est posé, mais avant même que le pus se soit collecté. Au point atteint, ils font une ouverture, y introduisent une mèche, et lorsque la maladie arrive au stade de la suppuration, le pus trouve pour s'évacuer un chenal tout tracé.

Pour notre part, la lecture de nombreuses observations, la relation des cas que nous rapportons, nous incitent à préconiser l'intervention précoce, sans rien attendre de la vomique curatrice, sans espérer une guérison spontanée, sans attendre que *cliniquement* le foyer se précise. L'idéal est d'opérer avant le stade d'escharrification, avant l'ouverture bronchique ; c'est la seule façon de se mettre à l'abri de la broncho-pneumonie, des foyers secondaires, voisins ou à distance, qui emportent si souvent les malades.

Est-ce à dire qu'il faille opérer tous les cas ? Non certes, la gangrène circonscrite est seule chirurgicale, et plusieurs circonstances doivent contre-indiquer l'intervention : la multiplicité des foyers, — la bilatéralité des lésions, — la broncho-pneumonie du côté opposé, — l'état trop précaire des malades — la chronicité des lésions.

Sur les 44 décès que comportent les observations que nous avons recueillies, 7 fois la broncho-pneumonie est en cause, 2 fois le malade est mort d'épuisement. Mais ces contre-indications ne sont pas absolues, car Adler (Obs. n° III) est intervenu dans un cas où les deux poumons présentaient des lésions de broncho-pneumonie ; la pneumotomie améliora l'état du poumon opposé, et le malade guérit. Delanglade, Körte ont opéré des malades mourants qui ont guéri ; mais ce sont des exceptions, et des malades qui ont résisté à la pneumotomie ne résistent souvent pas aux suites opératoires.

Les hémoptysies constituent-elles une contre-indication ? Körte est d'avis, lorsqu'elles se produisent chez un malade porteur d'une cavité unique, — et ce sont ces seuls cas qui nous intéressent, — qu'il faut intervenir rapidement. Il a pu trouver dans la caverne le vaisseau qui saignait, le lier et tamponner la cavité : il a obtenu un succès dans un cas.

CHAPITRE II.

LOCALISATION DU FOYER

Nous n'avons pas la prétention d'étudier le diagnostic différentiel de la gangrène pulmonaire. Ce diagnostic est en général exactement fait, quoiqu'au début le malade puisse être pris pour un tuberculeux (1). Nous n'aurons en vue que la localisation du foyer lui-même.

Il est souvent plus difficile de localiser le foyer de gangrène que de diagnostiquer la gangrène elle-même. Et cependant cette localisation est de première importance : nous avons dû reconnaître qu'une des causes de la mortalité dans la pneumotomie était le défaut de diagnostic et de localisation précoce. En 1901, M. Tuffier (300) a évalué à 60 % la mortalité opératoire dans les cas où le diagnostic était inexact et à 29 % celle des cas où le diagnostic était exact.

Trois méthodes permettent de localiser un foyer pulmonaire : les données de l'examen physique, la ponction exploratrice, l'examen aux rayons X.

§ 1. — Données de l'examen physique.

Le foyer, lorsqu'il est central peut ne se manifester par aucun signe physique. Rendu, en 1898, a publié deux cas

(1) Certaines pleurésies interlobaires gangréneuses sont d'un diagnostic extrêmement difficile. On ne les reconnait guère qu'à l'opération, lorsque la cavité ouverte est volumineuse et que ses parois sont lisses. Peut-être s'agit-il dans certains de ces cas de foyers gangréneux superficiels ouverts dans la plèvre interlobaire.

de ce genre : on trouva à l'autopsie un foyer de gangrène qui était passé inaperçu. Et, du reste, n'en est-il pas de même pour la pneumonie centrale ? On la reconnaît parce qu'à côté de la fièvre, du point de côté, il y a une expectoration caractéristique; à l'auscultation on ne perçoit aucun souffle, aucun râle.

L'inspection fournit rarement des indications suffisantes ; Lenhartz a noté plusieurs fois une rétraction de la paroi et une immobilité respiratoire. Mais ces données sont très vagues.

La palpation peut, dans quelques cas rares, conduire sur la voie du diagnostic. En 1903, à la Société de Chirurgie, M. Bazy rapporte l'histoire d'un malade chez lequel la pression qui était douloureuse en un point où l'on percevait un souffle très fugace, suffit à guider son bistouri avec succès. Lenhartz note ce symptôme deux fois (Obs. n°s LXIV et LXXVI). Chez un autre malade, la palpation, faite directement sur le poumon au cours de l'opération provoque des quintes de toux. Dans un cas de Delanglade (81) la palpation, en un point précis, provoque le rejet de pus par la bouche, (Obs. CIX).

Ce sont surtout les signes fournis par la percussion et l'auscultation qui sont importants.

La percussion donne toujours des résultats précis : une zone limitée de matité, un bruit de pot fêlé sont précieux à repérer. Malheureusement, si le foyer est profond, la couche pulmonaire cache par sa sonorité le foyer sous-jacent, et lorsqu'il existe autour de la caverne de la congestion passive, de la pneumonie chronique, la zone exacte est trop étendue pour servir de point de repère.

Les suppurations pulmonaires se traduisent quelquefois à l'auscultation par des signes cavitaires; mais *bien plus souvent* par un peu de souffle, par l'absence du murmure vésiculaire, par quelques râles. Le foyer d'auscultation répond-il au foyer de suppuration? De nombreux exemples montrent qu'il ne faut pas se fier aux données de l'auscultation car elle induit souvent en erreur. Il y a longtemps que M. Tuffier, dans la thèse de Dutar, ainsisté sur ce point. D'après M. Walther, les cavernes superficielles seraient facilement reconnues et localisées, tandis que, pour les lésions profondes, il faut compter avec la propagation vers la périphérie des phénomènes d'auscultation. M. Tuffier rapporte tout au tissu hépatisé qui entoure le foyer. « Les cavités pathologiques du poumon sont entourées de lames de tissu condensé qui n'ont pas forcément une direction perpendiculaire à la paroi, mais se dirigent souvent obliquement, propageant ainsi les bruits dans des sens différents. Comme nous avons une tendance naturelle à localiser le foyer dans un point directement correspondant à celui de la paroi thoracique où notre oreille perçoit le maximum des bruits cavitaires, il s'ensuit que nous attribuons aux lésions un siège souvent fort différent de leur siège réel. Une cavité profonde, mais reliée à la paroi par une lame de sclérose, par des adhérences plus ou moins épaisses, nous semblera siéger directement sous la plèvre. » M. Tuffier admet d'une façon générale qu'on vise toujours trop bas. Le Pr Delbet (59) admet que les bruits stéthoscopiques se propagent le long des bronches dans le sens du courant d'air inspiratoire. Étant donnée la direction des bronches, ce n'est pas trop bas qu'on vise, c'est excentriquement. Et de fait, il cite un cas où il avait visé *trop haut* dans une gangrène du lobe supérieur. Lenhartz (CXXXV), Garré (XXII) signalent aussi des cas où l'intervention ouvrit par le haut une caverne du lobe supérieur. M. Auvray (4) relate une observation qui est con forme à cette manière de voir. Une caverne siégeait à la partie moyenne du poumon, à la hauteur du hile, par conséquent, et son siège avait été exactement localisé par l'auscultation.

Dans un de nos cas, on entendait un souffle fugace au niveau d'une région très légèrement submate, et c'est là que la radiographie et l'intervention découvrirent la caverne : elle siégeait à la hauteur de la 7e côte, en arrière. Sans vouloir nier le rôle des phénomènes de condensation pulmonaire dans la propagation des signes d'auscultation, nous donnons toutes nos préférences à l'hypothèse de Delbet, et nous croyons que lorsque nous localisons superficiellement un foyer et qu'il est plus profond, c'est encore parce que nous avons visé trop excentriquement.

Quelle que soit l'hypothèse qu'on adopte, la conclusion est la même : on ne peut se fier le plus souvent aux données de l'auscultation.

§ 2. — La Ponction exploratrice.

La ponction exploratrice est, d'une façon générale, un moyen précis de diagnostic ; mais elle est loin d'avoir, au niveau du poumon, la même valeur et la même innocuité qu'ailleurs. Elle fournit bien souvent des renseignements précieux, elle permet même par l'analyse du liquide retiré de connaître certains éléments sur lesquels on peut étayer un diagnostic opératoire ; mais c'est un procédé infidèle. M. Tuffier (296) a montré il y a longtemps ce premier fait : sur 35 cas qu'il a rassemblés, la ponction est négative 6 fois (soit 17 °/₀) et sur les 29 ponctions positives, il fallut faire 6 fois des ponctions multiples (de 2 à 12). Dans la thèse de Dutar (70), M. Tuffier arrive à un chiffre plus élevé : 22 fois sur 100 les ponctions sont restées négatives. Parmi les observations que nous avons recueillies, 37 fois seulement leurs auteurs ont employé la ponction. Or, 10 fois la ponction est restée négative, soit 27, 2 °/₀. Sur ces 10 cas il est mentionné 4 fois que l'on avait fait des ponctions multiples.

Le plus souvent, le résultat de la ponction est négatif, parce que l'aiguille rencontre une caverne vide ou que l'on a affaire à des cavernes très petites. C'est justement dans ces cas que l'on voudrait obtenir de la ponction quelque chose de précis, car, lorsque la caverne est volumineuse, il est rare que les signes physiques n'aient pas permis de poser exactement le diagnostic. Or la ponction reste quelquefois négative dans ces cas : dans l'obs. IV, M. Bazy trouve une cavité ayant 10 centimètres sur 12, dans l'observation XVII, Delanglade ouvre une cavité pleine de pus. La ponction était négative (1).

C'est que l'aiguille passe quelquefois à côté du foyer, ou bien que celui-ci est si profond, que l'aiguille ne peut l'atteindre. Nous pensons, pour notre part, que la ponction est assez souvent négative d'une façon apparente seulement : ce sont les grumeaux du pus qui obstruent la lumière, lorsqu'on a été assez heureux pour pénétrer dans le foyer. En effet M. Gosset fit chez sa malade deux ponctions blanches ; mais la troisième fois, bien qu'il ne fût pas sorti une goutte de pus par le pavillon, l'aiguille gardait une odeur d'une grande fétidité (2).

Lorsque la ponction donne du pus, elle peut encore induire en erreur : Grube, Capechka, (cités par Dutar) (70), ont ponctionné des cavités accessoires et n'ont pas vu le foyer principal. Dans une des observations rapportées plus loin (n° LXXXXIII) la ponction fit croire à Riedel qu'il s'agissait d'une pleurésie purulente ; c'était une gangrène.

C'est pour rendre ce moyen d'investigation plus précis, que M. Tuffier (300) a préconisé la ponction faite sous le contrôle

(1) Nous pourrions ajouter deux cas personnels : ponction de caverne tuberculeuse et ponction de bronchectasie restées négatives; nous en reparlerons plus loin.
(2) Nous avons compté ce cas parmi les cas positifs.

de la radioscopie, ces deux modes d'explorationse complétant ainsi donneraient une précision parfaite.

Si la « probepunction » n'était qu'infidèle, il n'y aurait que demi-mal ; mais elle n'est pas sans danger. Presque tous les chirurgiens qui l'ont employée ont vu survenir des complications, et c'est pourquoi Körte, Lenhartz, Quincke, Terrier, la rejettent comme méthode de diagnostic.

Les accidents sont de deux ordres : infectieux, mécaniques. Pochat, Israël (cités par Guibourg), M. Tuffier (295), ont observé à la suite de ponctions exploratrices, les premiers une pleurésie purulente, le dernier un phlegmon gangréneux de la paroi thoracique auquel le malade succomba (1).

Körte observa une fois une pleurésie purulente, une autre fois un phlegmon de la paroi qui emporta son malade — il s'agissait de bronchectasie. — Lassen (159) signale aussi un cas d'infection pleurale, et Lenhartz, qui n'a pratiqué en tout que trois fois la ponction depuis 1901, vit se produire dans un cas (Obs. n° CXXIX) une pleurésie purulente et un phlegmon thoracique (2). Son malade mourut.

Outre la greffe septique, l'aiguille peut produire de l'emphysème, soit sous-cutané, soit médiastinal. M. Gosset, dans une ectasie bronchique vit se produire après plusieurs ponctions restées négatives, un emphysème médiastinal extrême, qui s'atténua, puis guérit par l'ouverture large de la plèvre.

En présence de tels dangers, la majorité des chirurgiens a rejeté la ponction exploratrice faite à travers la paroi et la plèvre. Lenhartz ne l'emploie plus. Körte recom-

(1) On cite souvent le cas de Finny (*Dublin Journal of Med. Sciences*, Jan. 1884) ; mais dans ce cas il semble bien qu'il y ait eu gangrène gazeuse cutanée, consécutive à l'ouverture opératoire, et non à la ponction.

(2) M. Cunéo nous a relaté le cas d'un malade de M. Launois, auquel il avait fait une ponction exploratrice. Il vit se former au niveau de l'orifice de ponction un abcès froid. Ce poumon était tuberculeux.

mande bien, si l'on a ponctionné le thorax, d'opérer sur le champ. Karewski, Treupel (290), Monod et Vanverts (199), émettent un avis semblable. Aussi la ponction exploratrice est-elle moins souvent employée comme moyen de diagnostic ; mais elle est encore assez suuvent utilisée pour rechercher le foyer au cours de l'opération lorsque le poumon est à découvert.

Ainsi pratiquée, si la ponction n'est plus suivie d'accidents infectieux, on peut voir survenir d'autres accidents, et surtout des hémorrhagies. Lenhartz, chez un malade (Obs. n° CXXX), voit survenir une hémoptysie après chaque ponction; chez un autre les ponctions produisent des quintes de toux et de l'expectoration sanglante. Prutz (Obs. n° XCII) fait une ponction à travers la plèvre mise à nu, une crise de toux se produit qui déchire la plèvre, un pneumothorax se forme aussitôt. Kohn (Obs. n° CXV), pert un malade d'hémorrhagie.

En somme les 37 ponctions observées ont causé 6 fois des complications graves puisqu'elles se sont terminées 3 fois par la mort. (Obs. n^{os} CXV, CXXXI, CXXIX).

Ce procédé est donc moins anodin qu'il ne paraît l'être.

Nous conclurons, étant donnés ses dangers et l'incertitude de ses résultats, qu'il est à rejeter comme méthode de diagnostic, qu'il ne faut l'employer, dans la recherche de la caverne au cours de l'opération, qu'avec une grande prudence et le plus rarement possible ; au besoin, on remplacera même l'aiguille par un instrument mousse, sonde cannelée par exemple. Mais dans tous les cas l'un ou l'autre instrument ne devra pas être enfoncé à l'aveugle à une grande profondeur.

§ 3. — La Radiographie.

Il est donc bien souvent difficile de localiser un foyer par les signes physiques et par la ponction.

Nous voudrions montrer que la radiographie, faite après un examen radioscopique, est seule capable de fournir des indications précises.

Il en a été des rayons X comme de toutes les méthodes nouvelles : imprécise aux débuts, l'exploration radiologique donna d'abord des résultats incertains, mais les perfectionnements de la technique ont progressivement amélioré les résultats.

En 1901, M. Tuffier rapporte dans la *Revue de Chirurgie* son expérience personnelle sur ce cas particulier; elle est basée sur 8 cas. Cinq fois seulement les résultats sont positifs. Sur ces 5 cas il y a quatre fois concordance entre les signes stéthoscopiques, une fois il y a désaccord : ceux-ci localisaient le foyer gangréneux à la hauteur de la 8e côte ; à l'opération c'est au niveau de la 9e qu'il est découvert là où la radiographie l'avait indiqué.

Trois fois l'examen est négatif, (kyste hydatique et pleurésie interlobaire non reconnus par la radioscopie, abcès gangréneux non reconnus par la radiographie pratiquée à deux reprises).

A la même époque Eisendrath(71) émet la même opinion : incertitude des résultats.

Et cependant Siromakoff (271), dans sa thèse, et Frankel à la Société de Médecine interne de Berlin (1903), insistent avec raison sur cette méthode dans le diagnostic de la gangrène pulmonaire ; sa valeur est grande pour reconnaître les foyers profonds et les foyers multiples.

Dans sa *Spezielle Pathologie und Therapie der Lungen-*

krankheiten (1904), A. Fraenkel reproduit un certain nombre de radiographies de malades opérés par Körte et qui sont des plus probantes (p. 571).

Malgré cela, en France, il reste bien acquis que la radiographie est sans doute d'une utilité incontestable, mais que, lorsqu'il existe une divergence entre le siège indiqué par elle et le siège indiqué par les symptômes physiques, c'est à ces derniers qu'il faut donner la préférence. Si l'exploration physique est positive et la radiographie négative, « il faut passer outre et se baser sur la percussion et l'auscultation » (Tuffier). « Lorsqu'il y a désaccord entre l'examen clinique et l'examen aux rayons X, et que ce dernier est de résultats très nets, le problème devient plus complexe, et l'on fera bien de répéter, à plusieurs reprises et de faire répéter l'auscultation et la percussion. Si « l'entente » finalement ne se réalise pas, c'est à la clinique qu'il conviendra en général de s'attacher. » (Lejars.)

C'est encore la même conclusion qui s'impose lorsqu'on parcourt les comptes-rendus de la discussion de la Société de Chirurgie de 1908. Dans cette discussion, soulevée à l'occasion d'un abcès dysentérique du poumon, opéré par M. Marion, abcès qui ne put être localisé par la radiographie et fut pris pour un abcès du foie, tous les membres qui y prennent part s'élèvent pour montrer combien sont fréquentes les erreurs de la radiographie ou de la radioscopie. M. Walther apporte l'observation d'une jeune fille chez laquelle, par la radioscopie et la radiographie, on localise un foyer gangréneux dans le lobe inférieur. A l'opération celui-ci est trouvé sclérosé, dur, et le foyer siége dans le lobe supérieur.

Le même procédé fait prendre à M. Ricard un abcès pleural pour une collection endopulmonaire centrale. M. Delbet dit aussi qu'on ne peut compter sur les indications fournies par les rayons X, si précieuses soient elles. M. Mauclaire utilise la radiographie deux fois : une fois celle-ci lui permet d'ouvrir un foyer, mais il passe à côté d'un autre foyer plus volumineux, auquel le malade succombe. Dans l'autre cas, la radiographie localise bien le foyer par une zone obscure très nette ; à l'opération il ne trouve pas de véritable poche, mais plusieurs petites cavités : sans doute de petits abcès d'ectasie bronchique. M. Chaput, signale enfin que, dans un cas où la radiographie n'a révélé que quelques opacités diffuses, la ponction a ramené du pus. Toutefois M. Tuffier insiste sur la valeur de la radioscopie, surtout lorsquelle est associée à la ponction. La ponction exploratrice *pratiquée sous la radioscopie* permet ainsi, non seulement de localiser la lésion avec une grande exactitude, mais d'en préciser la nature.

Körte, Friedrich (88), émettent un avis assez semblable : la radiographie donne *le plus souvent* des indications précieuses. Mais c'est surtout Lenhartz qui a montré toute l'importance diagnostique de la radiographie. Au Congrès de radiographie de Berlin (1905), dans le travail de Kissling (140), il rapporte les résultats de 35 cas où l'examen aux rayons X fut pratiqué. Sur ces 35 cas, 24 fois les données sont d'accord avec les signes stéthoscopiques, 10 fois, elles rectifient le diagnostic clinique, une fois seulement elles sont négatives.

Otten (221) rassemble 8 cas de gangrène, 2 abcès, 3 bronchectasies avec résultats positifs.

Fiolle (81) rapporte dans sa thèse 6 observations de Delanglade où la radiographie rendit les plus grands services, car une fois elle permit un diagnostic resté incertain par les symptômes physiques. Dans le cas d'Adler (III), les signes d'auscul-

(1) M. Béclère a reproduit dans son *Traité de Radiologie*, la radiographie d'une malade de M. Verchère qui est aussi un bel exemple de gangrène pulmonaire. Nous

tation et l'examen radiologique concordent. Il en était ainsi dans un cas de M. Picqué (93) (pl. II, n° 2), dans les nôtres. Mais pour que la radiographie donne ce qu'on est en droit d'espérer d'elle, il faut savoir interpréter ses résultats.

Tout d'abord, comme M. Béclère (14) l'a montré depuis longtemps, il est indispensable de faire avant toute radiographie, un examen radioscopique. Le but de la radioscopie est de fixer définitivement l'image pulmonaire dans la situation où le foyer est le mieux apparent.

Il faut donc faire une radioscopie avec l'éclairage antérieur, postérieur, oblique, et portant sur le thorax tout entier. Si le foyer est près de la face postérieur, il sera mieux visible par l'éclairage antérieur ; s'il se trouve caché derrière l'ombre du cœur, il apparaîtra mieux dans un éclairage oblique. Il est important aussi d'examiner le jeu du poumon, d'étudier l'ascension et la descente du diaphragme, le jeu des languettes pulmonaires dans les sinus costo-diaphragmatiques, l'élargissement de la cage thoracique, l'élévation inspiratrice des côtes, enfin et surtout les déformations — s'il y en a — de l'ombre médiastinale. Lorsque chacune de ces particularités est bien fixée, il faut étudier le champ pulmonaire, suivre les contours de l'ombre et, si celle-ci est diffuse, essayer d'apercevoir s'il n'existe pas une partie plus foncée ou plus claire. En faisant tousser le malade, on voit quelquefois apparaître un peu de clarté au milieu d'une zone sombre.

Trois cas peuvent se présenter.

1° Il existe au milieu d'un champ pulmonaire une ombre très nette, très circonscrite. C'est le cas idéal. Tel était le cas de Gosset (Obs. n° II) que nous reproduisons (Pl. I). Len-

avons trouvé dans la collection de M. Vaillant, à Lariboisière, des clichés également très démonstratifs ; mais n'ayant pu savoir si les malades ont été ou non opérés, nous ne les avons pas reproduits.

hartz en figure un semblable, bien que les contours soient un peu diffus (Pl. III). Dans ces cas l'interprétation est toute simple ; mais ils constituent malheureusement la minorité.

2° On peut observer une zone diffuse, assez étendue, mais il existe dans cette ombre une partie plus foncée : « C'est une ombre dans une ombre ». ou bien, au contraire, c'est une zone claire, à bords assez réguliers, qui est entourée par des parties sombres. On peut admettre que le foyer siège au niveau de la zone claire (caverne vide), ou très sombre (caverne pleine). La planche III, empruntée à Lenhartz, montre très nettement une caverne se détachant en clair au milieu d'une ombre (*Fig.* 1, 2 et 3). Il en est de même dans deux cas d'Otten (221) : la caverne se détache en clair par l'un des éclairages, tandis que l'éclairage inverse indiquait une ombre diffuse.

Plus souvent la caverne se projette en sombre. Il existe alors une tache noire au milieu d'une ombre plus ou moins accusée. Dans le cas de M. Cunéo (Obs. n° I) la radioscopie faite par M. Haret montrait très nettement que le sommet droit était sombre, mais derrière la 2ᵉ côte, à trois travers de doigt du rachis, on distinguait très bien une région beaucoup plus sombre. C'est à ce niveau que la caverne fut ouverte.

3° D'autres cas sont plus embarrassants ; ce sont aussi les plus nombreux. Dans ceux-ci, l'image est uniformément diffuse. C'est là qu'il faut faire tousser le malade : une clarté peut apparaître en un point. C'est là surtout qu'il faut le faire respirer aussi profondément que possible : une région hépatisée s'éclaire toujours un peu pendant les fortes respirations (Maragliano), tandis que l'ombre figurant la caverne, reste la même (1).

Mais, si à chaque inspiration on voit le médiastin — beau-

(1) D'après **Régnier.** *La Radiographie et la Radioscopie cliniques*, dans : Actualités médicales (Baillière).

coup plus sombre — se déplacer, s'élargir du côté malade, ou bien si la cage thoracique n'a pas son expansion normale, c'est qu'il existe une sclérose pulmonaire étendue. M. Beclère a insisté sur ce symptôme qui, pour le chirurgien, est capital : la sclérose étendue, les ectasies bronchiques qui l'accompagnent, n'étant pour nous aucunement justiciables de la pneumotomie.

Il est évident qu'il faut, dans l'interprétation de ces données, tenir grand compte de l'étude clinique du malade : c'est en associant ces trois ordres de faits : les données de l'auscultation, la marche de la maladie et les résultats de l'examen radioscopique qu'on peut faire et qu'on fait toujours un diagnostic exact.

La radiographie ne doit intervenir que pour fixer l'image la meilleure. La radioscopie indique-t-elle par les dimensions de l'ombre de l'écran que le foyer est plus rapproché du plan antérieur que postérieur, c'est avec un éclairage postérieur que la radiographie sera faite.

On fera donc une radiographie avec l'éclairage approprié. La planche III, 1 empruntée à Lenhartz, nous montre la valeur de cette méthode : l'éclairage postérieur détermine une ombre présentant à son centre une zone claire (*Fig.* 1); mais l'ombre et la zone claire sont diffuses. L'éclairage inverse montre au contraire, une image beaucoup plus précise, plus circonscrite, où l'on voit très nettement les bords de la caverne (*Fig.* 2), et, de fait, celle-ci fut trouvée à l'opération à la face postérieure du poumon à 2 centimètres de profondeur.

L'examen aux rayons X doit être envisagé à deux points de vue :

1° Comme moyen de diagnostic;

2° Comme méthode de contrôle après l'opération.

1° Comme moyen de diagnostic. — Il peut arriver

— et le cas que nous rapportons en est un exemple — que la radiologie permette non seulement de localiser une gangrène, cliniquement diagnostiquée, mais de rectifier ou de confirmer un diagnostic hésitant.

La malade de M. Bruhl (Obs. nº II) avait été prise d'un point de côté violent, qui avait fait croire tout d'abord à une pneumonie ; la marche de la maladie infirma ce diagnostic, et l'amaigrissement, l'élévation de la température qui survenait par accès, firent penser à une bacillose. M. Bruhl fut frappé par la fétidité de l'haleine, au moment des quintes de toux ; mais cette femme avait toujours eu l'haleine un peu fétide. Néanmoins, ayant pu percevoir un souffle très léger et passager en un point de la poitrine, M. Bruhl admit la possibilité d'un foyer gangréneux. La radioscopie et la radiographie faites par M. Béclère montrèrent la présence d'un foyer très net, au milieu d'un parenchyme absolument clair (Planche I). M. Gosset ouvrit en ce point précis une cavité gangréneuse fermée.

Dans un cas, Lenhartz était très embarrassé : il s'agissait d'un malade qui, à la suite d'une chute, avait séjourné deux heures dans l'eau. Point de côté violent ; à la base droite on entend des frottements pleuraux, la respiration est diminuée, et quand le malade tousse on perçoit un léger souffle bronchique. Le diagnostic était hésitant ; la radiographie et surtout la radioscopie font voir une ombre très nette occupant la base droite, et remontant jusqu'à la 9e côte. Lenhartz ouvre en ce point une caverne grosse comme une pièce de 5 marks, et situé à 9 centimètres de profondeur. Ces exemples très instructifs montrent tous les services que la radioscopie peut rendre le cas échéant.

Les rayons X permettent encore de reconnaître qu'une collection est ou n'est pas pulmonaire.

Dans un cas Lenhartz (Obs. nº LXIV) hésitait entre une

gangrène du poumon ouverte dans la plèvre, et un abcès sous-phrénique. Par la ponction exploratrice il avait retiré du pus et des gaz. Or, sous l'écran, pendant les grandes inspirations, on vit une zone claire venir s'interposer entre le diaphragme et l'ombre du foyer pulmonaire. Il s'agissait d'une caverne ouverte dans la plèvre.

M. Marion (1), malgré la radiographie, prit un abcès dysentérique du poumon pour un abcès du foie. La radiographie montrait que « l'opacité hépatique se prolongeait en haut jusqu'au niveau de la partie postérieure de la 5e côte, mais en somme ne donna rien de précis ».

M. Tuffier (2) fit remarquer que, dans ces cas, « ce n'est pas à la radiographie, mais à la radioscopie qu'il faut demander les meilleurs renseignements », et à ce propos, il fit connaître les résultats de ces recherches faites sur ce sujet avec M. Haret.

« Si nous avons, dit-il, un abcès du dôme hépatique, nous ne le reconnaîtrons que par la déformation de la limite supérieure de l'ombre hépatique, c'est-à-dire que la collection nous donnera une ombre qui empiètera sur la clarté pulmonaire ; *cette ombre aura un contour supérieur net*, qui sera le diaphragme refoulé.

« Si nous avons un abcès du poumon, nous aurons également une opacité empiétant sur la clarté pulmonaire normale, *mais* l'atmosphère conjestive qui entourera cette collection se manifestera ici par une ombre mal délimitée et faible; nous *n'aurons donc plus de contours bien définis entre une collection sus-diaphragmatique et une collection sous-diaphragmatique*.

« En effet, s'il s'agit d'un abcès du foie, par exemple, deux cas se présentent : 1° on a nettement une déformation de

(1) *Bulletin et Mémoires de la Soc. de Chirurgie de Paris*, 1898, p. 157.
(2) *Ibid.*, p. 160.

l'ombre du dôme hépatique qui ne permet pas de douter de la présence d'un abcès du foie ; 2° l'image obtenue ne montre pas nettement la déformation de ce dôme avec les contours nets de la collection, mais on a une *délimitation supérieure très nette* due au diaphragme et une image claire pulmonaire donnant la preuve de l'intégrité absolue du poumon, aspect que l'on n'a jamais quand la lésion est sus-diaphragmatique, car le poumon participe, dans une certaine mesure, à la lésion ».

D'une façon générale, on n'a le plus souvent recours à la radiographie que pour localiser un foyer de gangrène dont l'existence est reconnue cliniquement. L'examen aux rayons X confirme ces signes stéthoscopiques, et par cela même donne au chirurgien une sécurité beaucoup plus grande. C'est par ce que Lenhartz était aussi sûr de son diagnostic qu'il s'est aventuré profondément dans le poumon qu'il a pu ouvrir des cavernes situées à 14 et même à 22 centimètres de la paroi thoracique.

Mais lorsqu'il y a discordance entre les signes stéthoscopiques et l'image radiographique faite après radioscopie, c'est *toujours à celle-ci qu'il faut se fier*.

M. Tuffier (300) rapporte un cas où la radiographie avait visé juste là où les signes physiques avaient induit en erreur. C'est une côte plus bas que siégeait le foyer. Dans un cas de Lenhartz (Obs. n° LVI) les signes stéthoscopiques localisaient un foyer tout contre le rachis à la hauteur des 4e, 5e, 6e, 7e apophyses épineuses. A l'opération, le foyer est ouvert plus en avant et plus en dehors, là où la radiographie l'avait localisé. Dans une autre (Obs. n° LIX), il y avait de la respiration bronchique et du son amphorique entre les 6e et 8e côtes droites. La radiographie montre que le foyer est profond et siège à la hauteur de la 9e côte. Il est ouvert à ce niveau, à 9 centimètres de profondeur. Delanglade (81) voit dans un cas la radiographie indiquer un siège un peu plus haut que celui qu'indiquaient les signes physiques ; dans un autre cas (Obs. n° XVII), la clinique localise le foyer en dedans de la partie moyenne du bord spinal de l'omoplate : l'interprétation de la radioscopie, confirmée opératoirement, est la suivante : l'abcès a le volume d'une petite orange, siège au-dessous de la pointe de l'omoplate à trois travers de doigt en dehors de la ligne médiane, plus près de la paroi postérieure que de la paroi antérieure. Dans une observation de Delanglade (abcès), la radiographie montre que le foyer est beaucoup plus haut qu'on ne croyait.

Il est difficile et souvent impossible de reconnaître la multiplicité des foyers. Lenhartz put le faire dans un cas, et reconnaître, à côté du foyer principal qui occupait la base, un autre foyer qui occupait le sommet.

Otten (221), dans un cas, put aussi diagnostiquer la présence, à la partie moyenne du poumon droit, de plusieurs cavités. Elles se détachaient en clair au milieu d'une ombre diffuse. Mais, en général, lorsque les foyers sont multiples, il existe entre eux du tissu hépatisé, sclérosé, qui contribue à obscurcir l'image presque uniformément. C'est parce que l'examen radiologique ne peut donner sur ce point de résultats précis qu'il faut toujours, après l'ouverture opératoire d'un foyer, contrôler par un nouvel examen l'état du poumon.

On a pensé aussi qu'il était possible de diagnostiquer les dimensions d'une cavité gangréneuse.

L'abondance de l'expectoration ne signifie rien ; MM. Tuffier, Körte, Lenhartz ont vu des malades rendre de 300 à 400 grammes d'expectoration et trouvèrent chez eux une cavité grosse comme une noix. La radiographie ne peut, elle aussi, fournir sur ce sujet des données précises, à cause de la zone hépatisée qui entoure le foyer. Tout ce qu'on peut dire, c'est qu'en général la cavité paraît plus grande qu'elle ne l'est en réalité.

De nombreux auteurs ont recherché s'il ne serait pas possible de diagnostiquer la présence des adhérences. Quincke, Friedrich, Lenhartz sont d'avis que ce diagnostic n'est guère possible, von Criegern (48) pense au contraire que la radioscopie peut permettre ce diagnostic.

Lorsqu'il y a des adhérences, on constaterait, d'après cet auteur, le resserrement d'un hémithorax, la présence d'une ombre diffuse dans laquelle les côtes ne se distinguent plus nettement, des troubles dans le jeu normal du thorax ; les espaces intercostaux sont moins larges, les côtes moins mobiles, et au moment de l'expiration la coupole diaphragmatique est attirée en haut.

La majorité des auteurs admet que les adhérences ne se manifestent guère que par une pénombre très diffuse. C'est ainsi qu'elles apparaissent après une opération. Mais, lorsque le foyer n'a pas été vidé opératoirement, l'ombre de celui-ci cache celle que les adhérences produisent. De fait, nous n'avons pas trouvé une seule observation où l'on ait diagnostiqué la présence des adhérences par la radiographie.

2° **Comme méthode de contrôle.** — Comme méthode de contrôle, la radioscopie doit être utilisée dans tous les cas.

Tout d'abord, lorsqu'au cours de l'opération le foyer n'a pas été trouvé, il peut être repéré de nouveau et ouvert dans une deuxième intervention. C'est ce qui arriva à Delanglade (abcès). Il avait opéré son malade sans avoir fait de radiographie et ne trouva pas le foyer. Une radiographie lui montra qu'il s'était porté trop en dedans et trop superficiellement, c'est-à-dire *trop excentriquement*.

Il vaut mieux, lorsque le foyer n'a pas été trouvé, laisser dans le tunnel d'exploration une mèche ou un drain. On voit alors si la direction suivie est bonne, ou s'il faut la rectifier.

Même si le foyer a été ouvert, l'examen radioscopique s'impose. Il peut y avoir à côté de la caverne un autre foyer, puisque nous savons que la multiplicité des foyers, qui n'est pas une chose exceptionnelle, est trop souvent impossible à reconnaître.

Lorsque la cavité gangréneuse a été ouverte, vidée, nettoyée et drainée, elle apparaît sur l'écran sous la forme d'une zone claire qui s'est substituée à la zone sombre préexistante. Par conséquent, si après la pneumotomie et l'ouverture d'une cavité, il persiste une zone obscure, il faut soupçonner un foyer non drainé. Lenhartz opéra ainsi un homme quatre fois de suite. Après les trois premières pneumotomies, il restait des parties obscures. Son malade guérit. Le poumon était alors entièrement transparent (Obs. n° LXXIII).

Il n'est pas toujours possible de reconnaître un foyer secondaire. La malade de notre maître Cunéo (Obs. n° I) en est un exemple. Cette malade avait avalé un petit os de poulet ; il se développa dans le lobe supérieur gauche une grande cavité gangréneuse qui fut ouverte et drainée. La radioscopie, pratiquée par M. Haret, avait montré une ombre très nette, près de la colonne vertébrale. Après l'opération, les crachats étaient fétides, la température élevée, lorsqu'un œdème de la gaine viscérale fit soupçonner à M. Cunéo la présence d'une collection médiastinale. Cette collection fut ouverte et drainée. Il est rationnel de penser que ce foyer médiastinal existait déjà au moment de l'opération, puisque la gangrène était consécutive à un corps étranger de l'œsophage. La radioscopie avait été négative, parce que le foyer siégeait dans une région naturellement obscure, l'ombre médiastinale.

Il est encore une série de malades chez lesquels cet examen de contrôle est indispensable : ce sont ceux chez lesquels un foyer de gangrène s'est ouvert dans la plaie : on croit à une pleurésie. Si le foyer est superficiel, le drainage pleural suffit à le drainer; mais, s'il est profond, s'il a inondé une plèvre saine, la statistique de Körte (140) montre combien cette éventualité est grave (7 morts sur 8). Ces malades sont morts parce que la caverne gangréneuse n'avait pu être soupçonnée.

Un examen radioscopique, pratiqué après l'ouverture, aurait sans doute permis de faire reconnaître, dans quelques cas, et la gangrène et son siège.

CHAPITRE III

PRÉPARATION DU MALADE

§ 1. — Anesthésie.

Dans les interventions sur le poumon, la question de l'anesthésie est particulièrement importante : chez ces malades, l'hématose se fait mal, l'état général est bien souvent précaire.

Pour ces deux raisons, l'anesthésie locale devrait être la méthode de choix, et cependant, sur ce point, l'avis des chirurgiens est partagé.

Tandis que Garré (98) donne toutes ses préférences à l'anesthésie locale, Lenhartz, Friedrich, n'ont guère recours qu'à l'anesthésie générale, et Körte emploie indifféremment les deux méthodes.

Garré recommande l'anesthésie locale. Ce mode d'anesthésie n'a pas l'action déprimante du chloroforme, ce qui est important chez ces malades. Mais le grand avantage que le chirurgien de Königsberg trouve à cette façon de faire, est que le patient, resté conscient, peut par la toux débarrasser ses bronches des liquides septiques qui les encombrent. Ainsi seraient évitées les greffes secondaires dans le poumon opéré, et même, et surtout, dans le poumon opposé, par aspiration des secrétions purulentes.

Lenhartz donne au contraire toutes ses préférences à l'anesthésie générale et en particulier au chloroforme ; il trouve que l'éther est trop nocif pour les bronches.

Sur les 60 observations de Lenhartz, l'anesthésie ne fut locale que quatre fois (solution de Schleich). Lenhartz dit n'avoir jamais observé l'aspiration du pus par le poumon sain, et lorsqu'il trouvait dans un poumon des foyers multiples, ceux-ci existaient avant l'opération. Mais le chirurgien de Hambourg recommande, pour éviter ces complications, de faire tousser le malade avant de l'endormir pour qu'il vide ainsi sa caverne. Ce point est important, et nous aurons à y revenir.

L'anesthésie locale aurait pour lui, au contraire, plusieurs inconvénients. Si la cocaïne peut être indiquée pour l'incision d'un espace intercostal ou même l'ablation d'une côte, elle ne serait plus guère de mise dans les larges thoracotomies qu'il est nécessaire de pratiquer. Dans quatre cas où le malade était trop faible pour supporter le chloroforme, Lenhartz pratiqua la thoracotomie sans autre anesthésie que la morphine associée ou non à la scopolamine.

En outre, Lenhartz fait remarquer qu'il faut éviter à ces malades tout surcroît de douleurs, car des efforts de toux, des mouvements involontaires peuvent déchirer la plèvre, ce qui pour Lenhartz a une importance considérable, puisque pour éviter le pneumothorax il opère toujours en deux temps.

C'est donc pour éviter le pneumothorax accidentel que Lenhartz préconise le chloroforme.

Körte (148) a opéré une partie de ses malades à l'anesthésie locale : 8 fois sur 28 cas. Il espérait par cette méthode éviter les accidents de collapsus cardiaque qui avaient été signalés et qu'il a observés personnellement une fois. Mais il vit cet accident se produire dans un cas où, après résection de deux côtes, le malade succomba au moment où on le remettait dans son lit.

Körte n'a opéré à l'eucaïne 6, que les cas graves et

avancés, ou très fébriles ; mais, même dans ces cas, il dut trois fois compléter l'anesthésie, qui était insuffisante, par l'inhalation d'un peu de mélange de Billroth : alcool, éther, chloroforme. En étudiant tous ces cas, Körte pense que les deux méthodes se valent, et que la mortalité opératoire n'est pas plus élevée après l'anesthésie générale qu'après l'anasthésie locale.

En France, ces deux méthodes sont usitées indifféremment par les mêmes chirurgiens, MM. Lejars, Tuffier, ont employé la cocaïne dans les cas graves, le chloroforme dans les cas favorables. Il semble que c'est cette dernière méthode qui a la faveur des chirurgiens. MM. Tuffier, Delagénière (51), préfèrent le chloroforme, mais à la condition expresse que l'anesthésique soit administré de façon particulière.

Villière (315), mais surtout Delagénière (51), puis Delacour, ont insisté avec raison sur la façon dont le chloroforme doit être employé. L'anesthésie ne doit pas être profonde pour que le malade conserve tous ses réflexes et puisse par des quintes de toux vider ses bronches lorsque du pus ou du sang y est accumulé.

Au moment où la plèvre et le poumon vont être incisés, il faut arrêter toute anesthésie; c'est aussi l'avis de Tuffier, de Friedrich, de Körte. Le poumon n'est pas un organe très sensible et on peut l'ouvrir sans occasionner de vives douleurs.

En réalité, si ces méthodes ont toutes des inconvéments, elles ont aussi leurs avantages.

1° **Le chloroforme.** — On peut reprocher au chloroforme d'augmenter le shok opératoire, d'avoir une action nocive sur le rein, le foie, le cœur, d'exciter souvent la sécrétion bronchique. Mais ces inconvénients sont compensés par des avantages ; il est important d'avoir un malade immobile, sur lequel ou peut faire la thoracotomie aussi large qu'il le faut, sans s'inquiéter de sortir du champ d'anesthésie et de faire selon les circonstances, soit une suture pleurale soigneuse qui tient et ne déchire pas, ou une exploration manuelle, puis le harponnage et la suture du poumon. L'anesthésie générale nous paraît avoir un avantage très net à un autre point de vue. Le professeur Quénu (234) a bien montré le rôle considérable qu'il faut faire jouer aux réflexes d'origine pleurale dans les symptômes qui succèdent à la brusque ouverture de la plèvre. Rodet et Pourrat (251) montrent aussi que les animaux résistent beaucoup mieux au pneumothorax lorsque les réflexes sont diminués ou abolis par l'anesthésie. Liné, dans sa thèse (171), a bien exposé ces faits et les a confirmés par ses propres expériences.

En somme, possibilité d'une large thoracotomie, immobilité relative du champ opératoire, facilité plus grande pour suturer ou explorer la plèvre, tels sont les avantages de l'anesthésie générale. Dans les deux cas inédits que nous rapportons, c'est au chloroforme que nos maîtres Gosset et Cunéo eurent recours ; mais M. Boureau, qui a endormi ces deux malades, a arrêté l'anesthésie après le temps thoracique.

Hallion (112) a attiré l'attention sur l'intérêt qu'il y avait à faire respirer à ces malades un air surchargé d'oxygène, et cela pour atténuer une cause particulière d'infection. « Dans la cavité pleurale ouverte, le poumon se meut incessamment, par le fait des mouvements respiratoires artificiels ou spontanés ; l'air ambiant, brassé ainsi continuellement dans une vaste cavité à parois humides, y abandonne toutes ses poussières, toutes ses bactéries. C'est même par un procédé de cette sorte que l'hygiéniste, le bactériologiste, concentrent la flore microbienne flottant dans un volume d'air donné quand ils en veulent apprécier la richesse. Une conclusion s'impose : il faudrait réduire au minimum l'amplitude et la rapidité des mouvements respiratoires tant que la plèvre est ouverte ; on y réussirait, croyons-nous, sans compromettre l'hématose, si l'on faisait respirer à l'opéré, au lieu de l'air ordinaire, un air surchargé d'oxygène, sinon de l'oxygène pur. » Les physiologistes ont bien démontré que la suroxygénation du sang diminuait la fréquence et l'amplitude des mouvements respiratoires au point qu'on peut obtenir une période prolongée d'apnée.

L'emploi de l'appareil de Roth-Draeger nous paraît donc avoir ici une indication toute particulière.

M. Tuffier (309) ne trouve pas mérité l'ostracisme dont a été frappé l'éther en chirurgie pulmonaire.

Il est cependant incontestable que l'éther a une action nocive sur l'épithélium bronchique. Les complications pulmonaires, les bronchopneumonies ne sont pas exceptionnelles après son administration en chirurgie abdominale. Est-il rationnel de l'employer en chirurgie thoracique, alors que la cause la plus fréquente des décès est la bronchopneumonie ? Nous savons bien que souvent, dans les décès, celle-ci existait avant l'opération ; mais peut-on affirmer que l'éther ne donnerait pas un coup de fouet à ces lésions? D'autre part, l'éther augmente considérablement les sécrétions bronchiques. Or, chez ces malades, la gêne respiratoire est déjà trop considérable. En Allemagne, où l'éther jouit d'une faveur beaucoup plus grande que chez nous, il est presque complètement délaissé pour cette chirurgie. Tout au plus l'emploie-t-on dans le mélange de Billroth : alcool 1, éther 3, chloroforme 2.

2° **L'anesthésie locale**. — S'il est une chirurgie ou ce mode d'anesthésie est indiqué, c'est bien la chirurgie pulmonaire. Les malades, minés par une longue suppuration, sont d'une fragilité surprenante et résistent mal aux effets du chloroforme. Le fait est incontestable. Chez eux l'hématose se fait mal, et les phénomènes asphyxiques sont toujours à craindre.

Il peut arriver que l'anesthésie soit insuffisante. Il est alors facile, pour la section des côtes, d'administrer quelques gouttes de chloroforme. Körte et Lenhartz y ont eu recours.

Le grand reproche fait à cette méthode est, en occasionnant au malade un surcroît de douleurs, d'exposer à rompre des adhérences, ou à voir la plèvre se déchirer.

A tout hasard, lorsque l'anesthésie locale est possible, ce serait acheter bien cher le respect d'adhérences si fragiles.

Malheureusement l'anesthésie locale ne met pas à l'abri du collapsus cardiaque. Körte perdit un malade qui avait été opéré à l'eucaïne 6. Il mourut quand on le remit dans son lit. Lenhartz vit aussi se produire des accidents syncopaux au moment de l'ouverture de la caverne.

En somme, l'anesthésie locale choque beaucoup moins les malades, n'a pas d'influence fâcheuse sur l'hématose, mais ne met pas à l'abri du collapsus cardiaque et peut être insuffisante dans les grandes thoracotomies.

Körte et Lenhartz font souvent une piqûre de morphine avant l'anesthésie, et cela aussi bien avant le chloroforme qu'avant la cocaïne. Ils diminuent l'excitation réflexe des malades. Ils disent grand bien de la scopolamine. Lenhartz trouve à la scopolamine deux avantages. Le malade absorbe moins de chloroforme, mais la scopolamine produit surtout sur l'épithélium bronchique une influence heureuse : en arrêtant momentanément sa sécrétion elle facilite l'entrée de l'air et l'hématose.

Körte l'a aussi employée en la combinant à l'eucaïne, et à obtenu ainsi une anesthésie satisfaisante.

3º **Choix de l'anesthésique.** — Ces deux modes

d'anesthésie ne nous paraissent pas devoir être appliqués aux mêmes cas: nous verrons que la conduite du chirurgien n'est pas le même lorsque le diagnostic du siège est posé exactement ou ne n'est pas.

Dans le dernier cas, l'intervention qu'on est appelé à pratiquer ne peut être faite que sous le chloroforme donné à la manière de Delagénière et avec l'appareil de Roth-Draeger. Il faudra faire une large thoracotomie exploratrice, souvent une contre-ouverture thoracique ; l'anesthésie locale ne peut suffire. Au contraire, lorsque le chirurgien sait par avance où il va intervenir, quel lambeau il tracera, la cocaïne reprend ses droits, ses avantage sont considérables. On perd certains bénéfices du chloroforme, la douleur augmente l'excitabilité reflexe ; mais, bien souvent, la présence des adhérences facilite l'ouverture du foyer. S'il faut suturer les feuillets pleuraux, on peut comme l'a fait souvent Körte, donner à ce moment quelques gouttes de chloroforme.

Mais s'il s'agit d'atteindre une partie très recouverte du poumon, le lobe supérieur par exemple, le chloroforme est indiqué.

A un autre point de vue, l'état du malade est à envisager. Lorsqu'il est grave, l'anesthésie générale est contre-indiquée, l'anesthésie locale est seule de mise.

En résumé, nous pensons que le chloroforme est la méthode de choix lorsqu'on intervient sur le lobe supérieur, ou lorsque, le diagnostic étant imprécis, on en est réduit à faire une thoracotomie exploratrice. L'anesthésie locale est au contraire indiquée lorsque le diagnostic est précis (1).

Enfin l'état général est un facteur qui peut modifier ces

(1) Nous ne saurions trop recommander la formule de notre maitre le Prof. Reclus qu'on peut employer facilement jusqu'à concurrence de 100 cent. cubes :

Sérum 100 gr.
Novocaïne 0,50 cent.
Sol. d'adrénaline au millième, XXV gouttes.

données. Dans les cas graves, le chloroforme doit être abandonné autant que possible.

§ 2. — **Position à donner au malade.**

La majorité des chirurgiens placent le malade dans le décubitus latéral, du côté sain, la partie supérieure du thorax soulevée par des coussins.

C'est cette position qu'adopte Lenhartz. Le chirurgien de Hambourg trouve comme avantage la large exposition du champ opératoire ; les espaces intercostaux sont élargis, et l'accès sur le poumon s'en trouve facilité.

Après Eisendrath, Willems (324) s'est élevé contre cette façon de procéder : « Quand on s'apprête, dit-il, à ouvrir l'une des cavités pleurales, il faut éviter toute compression de l'autre moitié du thorax ». Dans un cas personnel il se trouva bien de mettre le malade en position assise. C'est cette position que recommande M. Lejars (166).

Garré, Allen, placèrent leurs malades sur le côté opéré, au bord de la table, afin de faire bomber le poumon vers la plaie. M. Cunéo a placé aussi sa malade sur le côté opéré et s'en est bien trouvé.

Kocher, dans son *Traité de chirurgie opératoire*, indique que, lorsque la poitrine est ouverte, il est préférable de coucher le malade sur le côté sain ou sur le ventre. Depage (64) à plusieurs reprises, a insisté sur les avantages de la position ventrale pour toutes les opérations thoraciques, lorsqu'on aborde le thorax par la face postérieure. La respiration serait plus facile, plus ample, l'hémorrhagie moindre, le champ opératoire mieux exposé. Depage, a opéré des abcès pulmonaires et n'a eu qu'à se louer de la position ventrale. Voici comment il dispose son malade. « Un coussin rond, assez gros, est placé sous les épaules, un second sous le pubis, la base du thorax et l'épigastre portant à vide. Les bras sont pendants le long de la table, les jambes fixées de chaque côté ; la tête, inclinée du côté du narcotiseur, repose sur la table ».

Nous n'avons personnellement aucune expérience de cette position ; mais nous avons tout lieu d'en croire les avantages très fondés. Tout d'abord elle semble faciliter le jeu du poumon opposé quand la plèvre est ouverte.

Garré (98), s'appuyant sur ses recherches personnelles, sur les expériences de Lawson et de Mayer (189), qui ont prouvé qu'on peut supprimer complètement un poumon sans entraîner des désordres graves, a montré que les troubles consécutifs au pneumotorax sont dus à la dislocation du médiastin. Sur le chien, Cazamian (37) a fait voir que la plèvre médiastine est un mince voile membraneux, qui n'est relié à aucun organe du médiastin. Or, lorsque chez le chien on produit un pneumothorax, on voit aussitôt la cloison médiastine bomber du côté sain. Itard (129) a publié dans sa thèse des radiographies qui montrent bien cette aspiration ; Murphy (207), Sehrwald (273), ont aussi défendu cette manière de voir.

Elsberg (73) a étudié expérimentalement l'influence de la position sur les conséquences d'un pneumothorax, en plaçant des chiens anesthésiés, soit sur le ventre, soit sur le dos. Lorsque l'animal est couché sur le dos, une ouverture assez large du thorax entraîne rapidement une dyspnée extrême et l'asphyxie. Lorsque l'animal est sur le ventre, les symptômes sont à peine marqués et quelquefois nuls. Ce résultat s'explique par la position du cœur et du péricarde : quand le chien est sur le ventre ces organes protègent la partie antérieure de la plèvre médiastine.

Il est impossible d'appliquer à l'homme les données expérimentales constatées sur le chien. Néanmoins les conclusions d'Elsberg paraissent confirmer les avantages de la position de Depage.

D'autre part, la position ventrale facilite l'évacuation du pus qui peut encombrer les voies respiratoires. Cohen (Obs. n° X), rapporte un cas où, chaque fois que l'on plaçait son malade sur le ventre, il vidait sa caverne avec la plus grande facilité.

Nous pensons donc que le décubitus latéral sur le côté sain favorise les accidents du pneumothorax, facilite la pénétration des sécrétions purulentes et des débris sphacélés dans le poumon opposé, et pour ces deux raisons doit être abandonnée chaque fois que cela est possible. M. Gosset avait placé sa malade dans le décubitus latéral sur le côté sain, le thorax très relevé. Mais il s'agissait d'une caverne fermée ; on ne pouvait donc craindre la pénétration de particules septiques dans les voies respiratoires. La position presque assise pour les interventions antérieures et antéro-latérales, la position ventrale pour les thoracotomies postérieures, nous paraissent être les positions de choix.

§ 3. — Faut-il faire vider la caverne par la toux ?

Il est arrivé qu'une caverne, nettement et exactement diagnostiquée avant l'opération, n'était pas retrouvée au cours de la pneumotomie, parce que le malade, pendant l'anesthésie ou pendant le temps thoracique de l'intervention, avait évacué la caverne par une vomique. M. Legueu perdit un malade pour ne pas avoir trouvé le foyer qui était antérieur de quelques centimètres à peine à la zone de recherche. Pendant l'opération le malade avait eu une vomique de 600 grammes. M. Tuffier, dans un cas où le foyer avait été nettement localisé par la radiographie, eut de la peine à trouver la caverne qui s'était vidée pendant l'opération. Dans ces cas, les ponctions exploratrices faites au cours de l'opération étaient restées négatives.

Cependant de nombreux chirurgiens ont observé, au moment de l'ouverture de la collection, une irruption de pus et de sang dans les bronches, et l'expulsion de ces produits sphacélés par le nez et par la bouche. M. Lejars vit succomber par ce mode d'asphyxie un malade opéré du reste en désespoir de cause. Frank, Tuffier, Karewski, observèrent le même accident : comme le malade de M. Lejars, celui de Frank mourut d'asphyxie.

Kissling et Körte, pour éviter cette irruption de pus dans les voies respiratoires, recommandent de vider soigneusement le foyer avant d'opérer. Pour cela il faut tourner le malade dans des positions différentes. Körte a remarqué que les malades connaissent bien les positions qu'il leur faut prendre pour vider la collection.

La recherche du foyer au cours de l'opération n'en sera pas rendue plus difficile. L'aiguille ne laisse que rarement sourdre du pus. C'est à l'odeur qu'elle dégage qu'on reconnaît qu'on a visé juste. Et puis c'est souvent en incisant le poumon au thermo-cautère, ou en glissant le doigt dans l'incision, qu'on trouvera le foyer et qu'on l'ouvrira.

CHAPITRE IV

MÉTHODES OPÉRATOIRES

Jusqu'à ces dernières années, les chirurgiens ne sont intervenus dans la gangrène pulmonaire que lorsqu'il existait des adhérences pleurales. C'était pour Truc (292) la condition *sine qua non*. Aussi cherchait-t-on par tous les moyens à diagnostiquer cette symphyse.

Le tube manomètre de Sapiejko (257), l'aiguille de Fenger, étaient couramment employés; on établissait quelques présomptions, si l'auscultation percevait quelques frottements pleuraux, si la percussion révélait une douleur bien localisée; on recherchait avec soin la rétraction des espaces intercostaux pendant l'inspiration, et le chirurgien, partant de cette idée fausse que les adhérences sont plus fréquentes dans les cas anciens, perdait trop souvent un temps précieux à attendre la formation d'adhérences.

Tous les chirurgiens sont d'accord aujourd'hui pour profiter de la symphyse pleurale, lorsqu'elle existe. Mais, lorsque les adhérences font défaut, ils se partagent encore en deux groupes. Les uns mettent tout en œuvre pour créer les adhérences et n'opèrent que lorsque les feuillets pleuraux sont solidement soudés : c'est la méthode en deux temps. Les autres opèrent en un seul temps. Parmi ceux-ci, certains évitent d'ouvrir la plèvre ; ils suturent les feuillets avant d'intervenir sur le poumon, et redoutent l'ouverture de la cavité pleurale. Ils la redoutent pour deux raisons : les accidents respiratoires, l'infection.

Nous ne voulons pas étudier ici la question de la gravité du pneumothorax. De nombreux chirurgiens ont vu survenir autrefois des accidents graves après l'ouverture de la plèvre; mais aujourd'hui on sait ouvrir une plèvre sans qu'il en résulte de troubles sérieux pour le malade. Il faut que l'ouverture pleurale soit petite, que le poumon s'affaisse progressivement, lentement; ce n'est que lorsqu'il est complètement collabé qu'on peut agrandir l'ouverture. A Delagénière (52) revient le mérite d'avoir établi ce fait de première importance.

Si malgré ces précautions, la plèvre est largement ouverte, il survient des accidents : dyspnée, phénomènes syncopaux. Trois moyens s'offrent au chirurgien pour les faire cesser : la fermeture de la brèche thoracique, — le harponnage et l'ancrage du poumon, — l'introduction, à la façon de Krause, de larges compresses dans la cavité pleurale. Celles-ci s'imbibent de sérosité, s'accolent aux parois de la cavité et, en même temps qu'elles immobilisent le poumon, protègent la plèvre contre les effets néfastes du brassage de l'air.

Ce qui fait craindre l'ouverture pleurale, c'est aussi l'infection. Cette crainte rappelle celle que l'on éprouvait jadis à ouvrir le péritoine.

Noetzel (1) a montré que le danger d'infection n'est guère plus grand pour la plèvre que pour le péritoine. Les troubles circulatoires qui se produisent lors d'un pneumothorax total diminuent simplement un peu la force de résistance de la séreuse. Le vrai danger, ce qu'il faut éviter, c'est le brassage de l'air dans cette cavité humide. Aussi devra-t-on s'appliquer à laisser filtrer l'air à travers une compresse et, lorsque le pneumothorax est total, à protéger la séreuse, pendant l'exploration du poumon, avec de grandes compresses. En

(1) Cité par Körte.

somme, il faut se comporter vis-à-vis de la plèvre, comme vis-à-vis du péritoine, et la méthode en deux temps appliquée à la chirurgie du poumon nous rappelle la méthode en deux temps dans la chirurgie des kystes hydatiques ou des abcès du foie.

De même que, pour l'abdomen, on fait une laparotomie exploratrice lorsque le diagnostic est incertain, et que, dans le cas contraire, on aborde la lésion par une incision appropriée, de même considérerons-nous dans la chirurgie de la gangrène pulmonaire, deux cas, selon que le diagnostic est ou n'est pas exactement posé.

Dans le premier cas, les symptômes physiques concordent avec l'examen aux rayons X, ou bien les données de cet examen sont si précis, qu'ils suffisent à affirmer une caverne, même si les signes fournis par l'auscultation et la percussion sont en discordance avec les données. Mais le foyer est bien localisé au point de vue de la hauteur, et il est plus rapproché d'une des faces. Dans le deuxième cas, au contraire, la radioscopie et la radiographie n'ont fourni aucun renseignement précis, parce qu'il existe un épanchement pleural, par exemple ; les symptômes physiques sont diffus, et cependant les caractères de l'expectoration, la marche de la maladie, ne laissent aucun doute sur l'existence d'une collection pulmonaire. Ce cas était autrefois fréquent, il est aujourd'hui tout à fait exceptionnel.

§ 1. — Le diagnostic de localisation n'est pas fait.

Lorsque le foyer n'est pas exactement localisé, le chirurgien avait autrefois recours à trois méthodes.

1° Tenant compte de ce que le foyer siège le plus souvent à la base du poumon, Quincke recommande de tailler un volet au niveau de l'angle de l'omoplate, « au-dessous et en arrière de cet angle », puis, après avoir suturé la plèvre, si ses feuillets sont libres, d'explorer le poumon mis à nu, en y traçant des incisions au thermo-cautère ou en y creusant au doigt de véritables tunnels.

Cette façon de procéder présente deux inconvénients. D'abord on risque de passer à côté du foyer, qui peut être éloigné de la zône de recherche : témoin le cas de M. Walther, où un abcès, qu'on croyait occuper le côté inférieur, était dans le supérieur, et, d'autre part, en admettant que l'on trouve le foyer, ces tunnels vont être de larges surfaces d'absorption lorsque la collection sera ouverte.

2° M. Tuffier avait préconisé autrefois le décollement pariétal de la plèvre et l'exploration du poumon à travers ce feuillet décollé. La plèvre se laisse facilement décoller au niveau des espaces intercostaux ; mais au niveau des bords de la côte, le détachement est plus difficile et exige quelques précautions. « La plèvre pariétale étant décollée, dit M. Tuffier, le parenchyme pulmonaire est exploré, et les résultats ainsi fournis sont d'une netteté qui m'a étonné ».

M. Tuffier a reconnu lui-même les inconvénients de cette méthode, et paraît l'avoir complètement abandonnée : dans un travail récent de la *Gazette des Hôpitaux*, il ne la mentionne plus (309).

M. Bazy (10) reprocha surtout au procédé de M. Tuffier de ne pas permettre d'apprécier la consistance du poumon. « C'est comme si nous voulions saisir par le centre une feuille de papier tendue sur un plan rectiligne ». M. Bazy préconise un nouveau procédé d'exploration intra-pleurale. Voici en quoi il consiste : « A travers une petite incision faite à la plèvre, j'introduisis l'index assez rapidement pour éviter l'entrée d'une trop grande quantité d'air. J'entourai ensuite mon doigt en bourrant la plaie avec une éponge et une compresse aseptiques. L'air n'entrant plus, j'explorai la plèvre dans tous les sens, en bas, en arrière, en avant, en haut. Ici, je trouvai, en portant mon doigt aussi haut que possible, une adhérence dont je ne pus toucher que la limite inférieure et une partie des limites latérales. A ce niveau, le poumon paraissait plus ferme et induré, alors que partout ailleurs il présentait sa consistance normale. » M. Bazy ferma alors la boutonnière exploratrice et fit une résection costale là où il avait reconnu les adhérences et l'induration pulmonaire.

3° A coté de ces deux méthodes, s'en place une troisième, plus hardie, mais qui a nos préférences. C'est la thoracotomie exploratrice. M. Delagénière, qui s'en est fait depuis longtemps le défenseur convaincu, la met sur le même rang que la laparotomie exploratrice.

Le procédé de M. Delagénière (52) est le suivant :

On trace un lambeau en U, dont la branche horizontale, longue de 12 centimètres, est parallèle à la 8e côte; le long de la ligne axillaire postérieure, on élève une incision verticale de 6 centimètres et, parallèlement à celle-ci, de l'extrémité antérieure de la 8e côte, ou en trace une autre.

Les 6e, 7e et 8e côtes, mises à nu, sont réséquées de l'angle postérieur à l'articulation chondro-costale. Cette résection est faite sous-périostée.

Dans certains cas il est nécessaire de réséquer la 9e ou la 5e côte.

Dans la partie moyenne de l'espace occupé par la 8e côte, on pratique une petite incision de 15 à 20 millimètres, et on laisse par cette boutonnière pénétrer l'air dans la plèvre. Si la respiration paraît gênée, on obture l'incision avec une compresse, on attend que la respiration reprenne régulière, et on laisse pénétrer l'air de nouveau jusqu'à ce que le poumon soit complètement affaissé. On agrandit alors l'ouverture pleurale, et méthodiquement l'on explore la plèvre diaphragmatique, la plèvre costale, la plèvre médiastine, le sommet, les scissures, puis on explore le poumon. M. Delagénière recommande de pétrir pour ainsi dire le poumon, c'est la seule façon de bien reconnaître un abcès ou un foyer en plein parenchyme.

Trois cas peuvent se présenter :

« La cavité de la plèvre est en communication directe avec le tissu pulmonaire. Le poumon et la plèvre adhèrent sans communiquer. Enfin le poumon malade reste libre dans la cavité pleurale ». S'il existe un épanchement putride avec débris pulmonaires, il faut tout de suite songer à une collection pulmonaire ouverte dans la plèvre. « L'absence d'épanchement pleural coïncidant avec la présence d'adhérences localisées et solides, devra faire songer à une lésion pulmonaire corticale siégeant à l'endroit même des adhérences. »

Lorsque la lésion est centrale, elle peut ne donner lieu à aucune lésion.

Cette exploration manuelle permet toujours de découvrir et de localiser la lésion.

Il peut arriver, si les parois de la caverne sont molles, si le foyer est petit et très profond, que la recherche soit difficile, M. Marion, dans un cas, avait ouvert un abcès dysentérique du lobe inférieur du poumon par la voie antérieure ; voulant le drainer par la voie postérieure, il ne put, bien qu'ayant la cavité sous ses yeux, le retrouver par la face postérieure du poumon. Mais les cas de ce genre sont rares. Si ces cavités peuvent échapper à la simple palpation du poumon, il n'en est plus de même lorsque la main « pétrit » celui-ci, comme M. Delagénière recommande de le faire.

Lorsque la situation du foyer est reconnue, il faut chercher à apprécier cette situation par rapport à la surface externe du poumon, car cette partie va être amarrée à la paroi et extériorisée dans une étendue en rapport avec le volume du foyer, puis suturée avec soin aux lèvres de l'incision pleurale.

Lorsque le foyer occupe le lobe inférieur du poumon, on suture le poumon aux lèvres de l'incision exploratrice, et, avant de refermer la plèvre par une suture, on le draine avec un gros drain.

Lorsque le foyer pulmonaire est situé très haut, dans le lobe supérieur, par exemple, il est indispensable de faire à ce niveau une autre ouverture thoracique où l'on fixera le poumon. Dans ce cas, il faut encore « traiter la plèvre comme si elle était infectée et établir un drainage aussi sevèrement que nous l'avons décrit plus haut. »

« Lorsque le drainage est établi, la cavité pleurale doit être hermétiquement fermée autour des drains, car, comme nous l'avons déjà dit, nous ne cherchons pas, à l'instar de certains auteurs, à favoriser le retrait de la paroi, mais nous cherchons à donner au poumon une cavité ni trop grande ni trop anfractueuse à combler » (Delacour). Pour cela, on termine l'opération en aspirant l'air avec le gros trocard de l'appareil Potain, enfoncé à quelque distance de la suture pleurale, pour ne pas déchirer la plèvre. On cesse l'aspiration lorsque le poumon, en se dilatant, vient se mettre au contact du trocart.

Il ne reste plus qu'à inciser le poumon, et à le drainer.

En somme, les caractéristiques de ce procédé sont : 1° l'effondrement de la paroi thoracique au niveau du sinus corto-diaphragmatique, pour obtenir son oblitération et, par suite, son drainage plus facile ; et 2° ce fait que « le drainage du poumon entraîne comme corollaire le drainage de la plèvre ».

Notre maître Terrier (287) a reproché à son élève Delagénière de faire « bon marché des adhérences pleurales ». Et, en effet, dans son travail des *Archives provinciales de Chirurgie*, M. Delagenière recommandait de détacher avec soin, au cours de l'exploration pulmonaire, toutes les adhérences pleurales. Depuis, le chirurgien du Mans a changé d'avis : il les respecte, lorsqu'il écrit en parlant de l'ouverture qu'on peut être appelé à pratiquer plus haut pour drainer une collection du lobe supérieur : « Cette ouverture thoracique devra permettre de saisir le poumon et de le fixer à la paroi, s'il n'existe pas *déjà en cet endroit, des adhérences pathologiques* » (1).

M. Delagenière, par la résection des côtes qui l'avoisinent, efface le sinus costo-diaphragmatique et le draine avec soin dans tous les cas.

Cette méthode date de 1894 ; elle fit entrer la chirurgie pulmonaire dans une voie nouvelle ; mais aujourd'hui nous nous demandons si ce drainage est toujours utile, lorsque la plèvre a été bien protégée par des compresses, et si la séreuse n'a pas plus à craindre du drain mis dans sa cavité et débouchant à côté du drain pulmonaire. Nous n'emploierions ce drainage que dans le cas où une faute d'asepsie serait venue contaminer la plèvre.

L'emploi des appareils à pression et des chambres pneumatiques. — A la suite des recherches de MM. Quénu et Longuet (234), et de MM. Tuffier et Hallion (308), ces appareils ont pris en Allemagne un développement considérable.

Nous ne voulons pas entrer dans leur étude. Willems (324), dans son rapport au *Congrès de Chirurgie* de 1906, Mayer (189), dans sa thèse et dans de nombreuses monographies, Liné (177), dans sa thèse, les ont longuement décrits et ont montré que la chambre de Sauerbruch et l'appareil à pression de Brauer présentaient les mêmes avantages et les mêmes inconvénients, et que leur valeur était identique.

On a reproché à ces appareils leur volume trop considérable ; mais la méthode était à ses débuts. On ne peut faire le

(1) *Congrès français de Chirurgie*, 1906, p. 412.

même reproche à l'appareil de Danis et Mayer (192), qui ne mesure que 20×20×30 centimètres. Pour la simple chloroformisation on fait bien souvent usage d'appareils aussi encombrants. Ce qu'il faut leur reprocher surtout, c'est qu'ils ne mettent pas à l'abri des mouvements d'extension du poumon; ils gênent le chirurgien et facilitent, par le brassage de l'air dans la plèvre, l'infection de cette dernière.

Ce grave défaut vient d'être supprimé par Meltzer (193), qui établit dans le poumon un courant d'air continu. Son appareil à permis a Carrel de pratiquer sur le chien les interventions thoraciques les plus osées; mais il n'est pas encore entré dans la pratique chirurgicale.

Ces méthodes physiologiques sont-elles bien utiles dans la pneumotomie pour gangrène ?

Il est intéressant de constater que, même en Allemagne, où de nombreuses cliniques sont pourvues de ces appareils, leur emploi, en ce qui concerne la gangrène pulmonaire, ne s'est pas généralisé. Lenhartz, Körte, n'y ont jamais eu recours et les trouvent inutiles. Küttner (156) en fait un grand éloge, Kausch (138), après un échec de la suture pleurale exécutée sans pression, déclare cette méthode indispensable. Mais ni l'un ni l'autre n'ont eu l'occasion de s'en servir dans les pneumotomies qui nous occupent. Friedrich (89) a mis à profit ces procédés dans plusieurs circonstances; mais il les trouve inutiles pour les suppurations pulmonaires.

Von Eiselsberg (72) a opéré dans la chambre de Sauerbruch et s'en est bien trouvé; mais il estime qu'il est toujours possible de s'en passer; et il en rapporte plusieurs exemples à la Société impériale et royale de Vienne.

Nous n'avons pu trouver que quatre cas de gangrène pulmonaire opérés dans la chambre de Sauerbruch. Ils appartiennent à Mikulicz. Mayer (186), qui les a rapportés au Congrès de Chirurgie de 1904, ne donne pas le détail de ces observations.

Sur les quatre cas, il y eut deux morts opératoires (cachexie des malades) et deux améliorations. Ces résultats ne sont donc pas meilleurs que ceux que l'on obtient par les procédés purement chirurgicaux.

Nous ne rejetons pas ces méthodes, l'appareil de Meltzer est peut-être appelé à un grand avenir; mais nous pensons que leur emploi est forcément très restreint. Dans la grande majorité des cas, il existe des adhérences, puis, dès que la caverne est ouverte, celle-ci communiquant presque toujours avec une bronche, la différence de pression disparaît aussitôt. L'hyper ou l'hypopression ne sont donc guère de mise que dans le temps pleural de l'opération, et cela lorsqu'il n'existe pas d'adhérences. Du reste, au dire de Brauer lui-même, sa méthode est contre-indiquée lorsqu'il existe des adhérences.

Cette méthode est-elle utile pour explorer le poumon à la manière de Delagénière? Nous ne le pensons pas. Nous avons vu que pour reconnaître des foyers profonds, — ce sont justement ceux-là qui ne s'accompagnent d'aucune réaction pleurale et qui ne donnent lieu qu'à des symptômes cliniques incertains, — il était indispenable de pétrir le poumon pour apprécier sa consistance, son élasticité, sa résistance. La même manœuvre est-elle possible sur un poumon insufflé? Ce n'est pas démontré. Enfin, la façon dont le poumon s'affaise est importante : un lobe hépatisé, contenant un noyau de gangrène ou une collection, ne s'affaisse pas, tandis que le lobe voisin s'efface dans la gouttière vertébro-médiastinale.

Pour ces deux raisons, nous croyons que l'insufflation pulmonaire est plus nuisible qu'utile. Nous entendons par insufflation la distension du poumon par l'une des deux méthodes de Brauer ou de Sauerbruch.

Lorsqu'il s'agit de harponner le poumon et de le suturer

à la plèvre pariétale, les efforts de toux, l'irrégularité des mouvements respiratoires, les secousses involontaires réflexes, peuvent rendre dans certains cas la pneumopexie assez difficile ; les fils peuvent couper ou déchirer le parenchyme. Cette éventualité est rare : mais elle est signalée par quelques chirurgiens (Kausch).

Garré, Körte ont a plusieurs fois signalé comme complication les mouvements rapides d'extension et de retrait du poumon, c'est ce qu'ils appellent le « Lungenflattern ». Körte pense que l'insufflation du poumon est seule susceptible d'em pêcher cette complication de se produire. C'est du reste, soit dit en passant, la seule application de la méthode à hyper ou à hypopression que Körte trouve justifiée dans la chirurgie qui nous occupe.

Il est permis de se demander si dans ce temps spécial de l'intervention, temps très court où l'on suture le poumon à la paroi, l'on ne tirerait pas un grand profit de l'emploi d'un appareil permettant au poumon de s'accoler de lui-même à la plèvre pariétale. Pour ce temps, lorsque se produit un « Lungenflattern », en l'absence d'appareils à pression, nous nous demandons si la respiration artificielle donnée avec une canule intralaryngée de Tuffier (30), ou plûtot un appareil intrabuccal de Delbet, ne permettrait pas de passer rapidement aux quatre angles de la plaie un point en U, quitte à compléter plus tard la suture des feuillets pleuraux. Nous connaissons les inconvénients de la respiration artificielle qui inverse le type respiratoire ; aussi nous ne serions pas éloigné de la remplacer par une insufflation du poumon selon la méthode de Rockey.

Rockey (250), dans un cas de résection de la paroi thoracique pour sarcome, eut recours pour insuffler le poumon et faire disparaître le pneumothorax produit, à un procédé aussi simple qu'original. Il se servit d'un ballon d'oxygène dont le tube fut entré dans une narine; sur le trajet du tube était intercalé une poire de thermo-cautère dans le but de modifier la pression en cas de besoin. L'autre narine et la bouche furent fermées à la main. Dès que le ballon fut ouvert, le poumon se dilata et l'air sortit de la plèvre. Rockey ferma alors la paroi. Fait curieux, l'insufflation avait duré environ une minute et n'avait pas déterminé la distention de l'estomac.

L'insufflation pulmonaire doit être faite avec certaines précautions. M. Tuffier (30) a montré que le lobe supérieur s'emplit plus vite que le lobe inférieur; et par sa distension il peut empêcher l'air des culs-de-sacs de sortir, de sorte que si l'incision n'est pas faite au point déclive, il faut avoir soin de mettre dans ces culs-de-sac un drain qu'on retire quand l'insufflation est complète.

En somme et pour nous résumer, nous pensons, lorsque le diagnostic n'a pas été précisé, que la méthode de choix est la thoracotomie exploratrice. Elle seule permet d'explorer le poumon complètement et de reconnaître le foyer. Lorsque le pneumothorax est produit lentement, à dose fractionnée, il est bien supporté par le malade, et lorsque la plèvre est bien protégée par des compresses et le poumon bien fixé et bien isolé avant d'être ouvert, on peut se passer du drainage de la plèvre. Les méthodes physiologiques qui s'opposent à la formation du pneumothorax ne sont, jusqu'à plus ample informé, que d'une utilité contestable, sauf en ce qui concerne peut-être l'ancrage du poumon et sa suture à la plèvre pariétale.

§ 2. — Le Foyer est localisé.

Lorsque le foyer est localisé, les temps opératoires bien réglés sont les suivants :

Ouverture du thorax, traitement de la plèvre, ouverture du poumon et traitement du foyer,

1° OUVERTURE DU THORAX

L'expérience a montré que cette ouverture doit être large (de Cérenville, Truc, Rochelt, Prengruber, Heydenreich, Lauenstein, Matignon, Tuffier, Quincke, Lenhartz, Körte). Elle doit être large pour deux raisons. 1° Il faut toujours compter avec une certaine imprécision du diagnostic. Le foyer peut se trouver une côte au-dessus, ou un peu antérieur ou postérieur, et une voie d'accès trop étroite peut faire passer à côté. De même lorsque le foyer est profond, et nous verrons qu'on a dû dans certains cas se porter jusqu'à 14 et même 22 centimètres de profondeur pour trouver la collection (Lenhartz), le champ opératoire doit être découvert.

Radeck, Payne, Jayle et Raffray, Godlec (cités par Guibourg) (109) ont ainsi perdu leurs malades pour n'avoir pas fait de résection costale suffisante. Jablokoff (Obs. n° CXIII) eut un insuccès pour n'avoir réséqué qu'une seule côte.

2° Il est bien démontré que les guérisons incomplètes sont dues le plus souvent à une thoracotomie insuffisante.

La guérison opératoire en effet s'effectue le plus souvent par la cicatrisation d'un tissu de granulation. Cette cicatrisation ne peut se faire qu'à la la faveur de la rétraction des tissus voisins. Il est donc indispensable de donner à la paroi thoracique les moyens de s'affaisser, et de la traiter comme s'il s'agissait d'un empyème chronique. Et du reste, la méthode de désossement du thorax n'est-elle pas employée dans le traitement des cavernes tuberculeuses ? Ne tend-on pas à l'employer dans le traitement de la bronchectasie ? MM. Tuffier (301), Lejars (164), Delbet (61), ont insisté sur ce point. M. Tuffier (303) a même cité un cas où une simple thoracotomie, sans pneumotomie, avait amélioré un jeune homme de 17 ans, porteur d'une collection diagnostiquée par la radiographie, mais chez lequel on ne trouva pas la cavité. Il continua de cracher, mais il est en bonne santé (février 1910). M. Delbet a publié un cas semblable. Lenhartz a obtenu par cette méthode une amélioration, mais non une guérison, car il a dû plus tard opérer son malade.

Incision cutanée. — L'incision cutanée doit donc être grande, mais quelle est la meilleure ? Certains chirurgiens font encore l'incision rectiligne, les uns la font verticale (Delanglade), les autres oblique ou horizontale.

Cette ouverture ne donne pas un jour suffisant. Si l'incision est verticale, on se crée inutilement des difficultés pour réséquer la côte en avant ou en arrière. Si elle est horizontale et qu'il faille réséquer une ou deux côtes au-dessous ou au-dessus, l'incision cutanée ne se trouvera plus à la hauteur de la dernière côte réséquée, et le drainage ne pourra être établi qu'après contre-ouverture. Il est facile de brancher sur ces incisions rectilignes des incisions perpendiculaires et de les transformer en H ou en T ; mais ce sont des inconvénients lorsqu'on opère à la cocaïne. Quincke, Lenhartz, Körte et Tuffier, préconisent le lambeau à base supérieure. Il faut le faire long pour que son bord inférieur dépasse par en bas, le foyer ; le drainage n'en sera que meilleur. Il faut le tailler large pour que l'accès du poumon soit plus facile. Pour aborder la partie supérieure du poumon, il faut prendre dans le lambeau la totalité de l'omoplate, en en réséquant au besoin l'angle inférieur. Quelques auteurs (A. Schwartz) préconisent le lambeau à charnière verticale.

L'incision des parties molles doit intéresser tous les plans et aller d'emblée jusqu'aux côtes. L'hémorragie n'est jamais considérable. Lorsqu'un vaisseau important saigne, il est plus simple de le lier pour ne pas embarrasser le champ opératoire de pinces inutiles. Une compresse appliquée sur le lambeau relevé suffit à arrêter le suintement sanglant. Ce suintement, lorsqu'il paraît plus abondant qu'il ne le devrait, peut faire soupçonner, ici comme ailleurs, la présence d'adhérences profondes.

Résection costale. — La résection du gril costal doit être étendue. Nous sommes loin des pneumotomies sans résection ou avec résection d'une seule côte. Nous avons réuni un certain nombre de cas de pneumotomies faites avec résection d'une seule côte. A côté de guérisons, nous trouvons beaucoup d'échecs. Nous les étudierons plus tard. Doit-on, à l'exemple de Quincke réséquer une seule côte dans les abcès aigus et faire porter l'ablation sur trois ou quatre côtes dans les abcès chroniques ? L'étendue de la résection doit être en rapport avec les dimensions du foyer ; il vaut donc mieux d'emblée réséquer deux, ou même trois côtes, et se donner tout de suite du jour, que d'être obligé de réséquer une côte ou deux plus tard pour établir le drainage.

Thiriar disait déjà au Congrès de 1888 : « Il vaut mieux réséquer deux côtes de trop qu'une de moins ».

Toutefois Ollier attirait l'attention sur les déformations du rachis consécutives aux résections costales étendues. Mais nous verrons que l'on trouve relaté dans certaines observations que, malgré l'ablation étendue des côtes, le rachis n'était pas dévié (Obs. n^{os} I, XXV). Nous pensons avec Tuffier que ce sont les adhérences qui par leur rétraction altèrent la statique du rachis qu'il faut incriminer, et non l'ablation costale.

Berger a signalé des cas de morts qui auraient été dus à des troubles circulatoires consécutifs à des costotomies trop étendues ; mais ces accidents n'ont pas été signalés depuis, et cependant les larges résections à la manière de Schede sont tous les jours plus fréquemment employées.

La large résection, la thoracotomie, peut être faite définitive, cas le plus employé, ou temporaire, cas exceptionnel.

Les téguments ayant été sectionnés jusqu'au gril costal, et le lambeau disséqué jusqu'à sa base, les côtes sont dépériostées, rapidement en dehors, avec précaution en dedans, puis au costotome on en réséque de 6 à 8 centimètres — Lenhartz va jusqu'à 8 ou 10 ; — ou bien, après section en arrière, on les désarticule en avant par simple torsion. La plèvre ne doit pas être intéressée.

Rovsing (253) préconise la résection ostéoplastique temporaire qu'il emploie dans l'empyème chronique et qui dans un cas d'abcès pulmonaire lui rendit de grands services. L'incision est en U : la branche moyenne, longue de 12 centimètres, suit la 8e côte ; la branche postérieure remonte entre l'omoplate et le rachis ; la branche antérieure suit la ligne axillaire antérieure jusqu'à la 3e côte. Au point où cette incision croise les côtes on résèque un centimètre de celles-ci. Le volet se mobilise facilement et contient dans son épaisseur l'omoplate en totalité. Dans le cas rapporté par Rovsing, il y avait des adhérences ; lorsqu'il n'y en a pas, il peut être difficile, si le pneumothorax se produit, d'éviter le brusque collapsus pulmonaire.

La taille de ce volet est certainement plus longue à effectuer que la taille d'un lambeau avec résections de plusieurs côtes, et cette infériorité suffit à faire rejeter le procédé, car la durée prolongée de l'opération est ici un facteur de gravité plus grande.

2° Traitement de la plèvre.

Le temps pleural est important ; deux cas peuvent se présenter : la plèvre est libre, ou elle ne l'est pas.

1° **La cavité pleurale n'est pas libre.** — *a*) LES FEUILLETS PLEURAUX SONT ADHÉRENTS. — Il est souvent facile de reconnaître la symphyse pleurale. Le feuillet pariétal est blanchâtre, épaissi ; on constate une véritable attraction inspiratrice de la paroi. La palpation au doigt donne l'impression d'une lame rigide, dure, non extensible.

Il peut arriver que l'on tombe sur la limite des adhérences. Il faut alors imiter M. Delbet (Obs. n° XII) et se porter dans la direction du hile.

En tout cas, cette éventualité — la présence d'adhérences solides — est une condition heureuse ; celles-ci indiquent que l'on est sur le foyer — ou à peu près — et, pour ouvrir le poumon, il suffira d'inciser franchement la plèvre épaissie.

b) IL EXISTE UN ÉPANCHEMENT. — Il est possible quelquefois de percevoir de la fluctuation. En tout cas, l'ouverture de la plèvre, faite d'abord à la pointe du bistouri, laisse échapper une collection, séreuse quelquefois, purulente et fétide le plus souvent. Vider la cavité n'est rien ; il faut chercher l'abcès pulmonaire sous-jacent. L'ouverture peut être haut située (Lenhartz) ou au contraire à la face inférieure du poumon (Delagenière). L'examen au doigt, la palpation du poumon avec la main, au besoin l'endoscopie pleurale de Tuffier, doivent être employés.

Le diagnostic de foyer pulmonaire peut se trouver en défaut ; mais, lorsque la suppuration pleurale est fétide, lorsqu'on y trouve des débris pulmonaires, c'est qu'elle est secondaire à un abcès ou à une gangrène. Le foyer est souvent superficiel : c'est la forme pleuro-pulmonaire de Tuffier. Cette forme n'est pas grave, car en drainant la collection pleurale, on draine en même temps la collection pulmonaire. M. Tuffier, sur huit cas de ce genre, relève sept guérisons.

Mais la pleurésie purulente, lorsqu'elle est plus étendue, peut être secondaire à un foyer beaucoup plus lointain, plus profond. On peut quelquefois ouvrir celui-ci en trouvant la fistule au cours de l'opération (Lenhartz, Delagénière). Souvent aussi c'est parce que le drainage pleural ne fait pas rétrocéder les accidents, que le chirurgien réintervient et ouvre le foyer ; mais, malgré tous les efforts, cette méthode peut rester infructueuse, et Körte signale huit cas de ce genre dont sept se sont terminés par la mort.

Les modifications de l'ombre avant et après l'opération, peuvent mettre sur la voie du diagnostic. L'observation LXXV (Lenhartz) est à ce point de vue très instructive. Après évacuation d'un empyème enkysté, la radioscopie montre encore une ombre, près de l'ombre cardiaque ; en ce point Lenhartz ouvrit une caverne et son malade guérit.

Lorsque les phénomènes de rétention persistent après l'ouverture, il faut avoir recours à l'examen radioscopique. Nous l'avons déjà dit, et nous le répéterons encore.

2° **La plèvre est libre.** — Lorsque les feuillets pleuraux ne sont pas adhérents, deux méthodes se partagent la faveur des chirurgiens : la méthode en deux temps, l'opération en un temps.

a) Opération en deux temps. — C'est la méthode de Quincke. C'est elle qui a encore la faveur de Lenhartz, de von Eiselsberg, de Prütz en Allemagne, de Delanglade en France. Elle consiste à créer artificiellement des adhérences et à n'intervenir sur le poumon lui-même que lorsque celles-ci ont eu le temps de s'organiser, c'est-à-dire après un laps de temps de deux à huit jours.

Les procédés employés pour créer des adhérences sont nombreux : caustiques, ignipuncture, acupuncture, tamponnement, suture, etc..

Quincke employait autrefois les caustiques (chlorure de zinc); mais ils les a complètement abandonnés. C'est au tamponnement qu'il donne maintenant ses préférences.

La méthode en deux temps, permet d'atteindre le poumon sans intéresser la plèvre ; elle est aussi moins traumatisante, car le deuxième temps opératoire peut être fait sans anesthésie ; mais cette méthode achète ses avantages au prix d'une certaine incertitude de ses résultats.

Tout d'abord, incertitude dans la création des adhérences. Garré et Quincke, qui emploient le tamponnement à la gaze iodoformée et attendent quatre jours entre les deux temps opératoires, disent eux-mêmes (p. 52) : « Il ne faut pas trop espérer de ces adhérences fraîchement et artificiellement obtenues. On n'a rien gagné, si elles sont insuffisamment développées, soit que trop lâches, elles se rompent aussitôt, soit que les dimensions du foyer dépassent de beaucoup leur étendue. Nous devons donc nous attendre à voir survenir le plus souvent un pneumothorax partiel ou total. »

Lenhartz pratique la suture et le tamponnement et ouvre le foyer de deux à quinze jours plus tard. Or, quatre fois, bien qu'associant ces deux méthodes, il a des mécomptes. Dans un cas, il veut faire le deuxième temps de l'opération au quatrième jour, un accès de toux rompt les adhérences, un pneumothorax total se produit (Obs. n° LVIII). Une autre fois (Obs. n° LIII), en faisant le pansement, il s'aperçoit qu'un pneumothorax s'est formé, une pleurésie lui succède, qu'il faut évacuer, et ce n'est que treize jours après la résection costale qu'il peut ouvrir le foyer. Deux autres fois (Obs. n°s LIV et LXI), au bout de deux jours, il s'est produit un pneumothorax partiel, les adhérences ne se sont pas formées ; il faut se décider à passer outre. La suture et le tamponnement ne mettent donc pas toujours à l'abri du pneumothorax.

Ces résultats ne doivent pas nous étonner ; le Professeur Quénu en a démontré expérimentalement la raison. Dans ses recherches faites avec Longuet (232), il a prouvé que « les corps étrangers aseptiques ou antiseptiques (gaze iodoformée) laissés à demeure à la surface de la plaie pariétale, n'ont pas donné d'adhérences après trois semaines. Des aiguilles à ignipuncture enfoncées dans le poumon, ont donné des nodules cicatriciels, mais pas d'adhérences ; l'acupuncture fournit le même résultat. »

« Les caustiques déterminent des perforations des plèvres, des pleurésies séreuses, hémorragiques ou purulentes.

« La fixation du poumon par des agglutinatifs, tels que la glace, la gélatine, la colle à froid, la cire à cacheter, est impossible à obtenir ».

« La fixation du poumon par les moyens mécaniques, tels que le harponnage sous-cutané ou l'embrochage, ne fut pas plus heureux. »

Par la suture, « on arrive à fixer le poumon contre la paroi thoracique, mais on n'obtient pas d'adhérences ».

Toutes ces expériences démontrent qu'il n'existe qu'un moyen de provoquer des adhérences pleurales, « c'est d'infecter la plèvre. Toutes les adhérences sont le fait d'une infection atténuée ».

La méthode en deux temps présente encore une infériorité sur la méthode en un temps, — notre maître le Professeur Reclus (24) y insistait déjà en 1895 : le temps perdu entre les deux opérations. Certes la statistique de Lenhartz est belle et paraît toute à l'avantage de la méthode ; mais Lenhartz opère dès que le diagnostic est posé, même si la localisation est encore imprécise. Le temps perdu à ce moment de la maladie est peu de chose. Quand les cas sont pressants, c'est une autre affaire : dans les cas CXL, CXLI, CXLIII, le malade est mort avant qu'on ait pu faire le second temps.

Les dangers que nous venons d'exposer plaident en faveur de l'opération en un temps.

b) Opération en un temps. — Le chirurgien fixe le poumon à la paroi, isole le foyer de la cavité pleurale et incise le foyer après l'avoir extériorisé en quelque sorte. C'est la méthode de Péan, de Roux (252), celle que Körte préconise ; c'est aussi celle à laquelle la majorité des chirurgiens français donne la préférence.

Suture pleurale. — Péan, Roux (de Lausanne), eurent l'idée de suturer les feuillets pleuraux pour isoler le foyer, protéger le reste de la séreuse et continuer l'intervention. La suture de Roux est une suture à « arrière-point ». Elle doit être faite avec une aiguille courbe et ronde montée sur un porte-aiguille ou une pince. Les deux chefs se nouent finalement ensemble, lorsqu'on a fait le tour du cercle que l'on veut isoler.

Körte préfère suturer la plaie par des points en U dont il conserve les chefs longs. Il glisse le long de la suture des compresses de gaze et se sert de ces chefs pour les fixer solidement.

La suture pleurale offre le grand avantage d'isoler, d'exclure en quelque sorte la cavité pleurale, mais elle présente des inconvénients.

La plèvre se déchire souvent et pour deux raisons : la friabilité de son feuillet pariétal, les mouvements du poumon. Körte, Lenhartz, Kausch, Delanglade, ont vu la plèvre se déchirer, et l'orifice s'agrandir si on essayait de le suturer. M. Quénu a montré que « la suture n'est possible que sur des feuillets épais ou sclérosés, ou bien, sur chacun des feuillets munis de « ses doublures » qui sont, pour le feuillet pariétal les muscles intercostaux, pour le feuillet viscéral une certaine partie du parenchyme pulmonaire. C'est après les côtes elle-mêmes que nous fixons l'organe. L'opération peut donc s'appeler costo-pneumopexie ».

Körte, lorsque la plèvre se déchire, applique sur la région une compresse et la comprend dans la suture. Il passe les points au travers. Il a, par ce procédé, obtenu de bons résultats.

On a reproché à la suture pleurale la possibilité de faire passer les fils dans un foyer superficiel et d'infecter la plaie. Ni Lenhartz, ni Körte n'ont observé cet accident, et Körte fait remarquer avec raison que, lorsque le foyer est superficiel, la plèvre trahit sa présence par la formation d'adhérences. C'est parce que le foyer est éloigné de la surface pulmonaire, que la séreuse n'a pas réagi. Dans un cas, Kausch vit la plèvre se déchirer au moment où il effectuait la suture pleurale. Il voulut harponner le poumon et le suturer, le fil se coupa, et, après le deuxième essai, le foyer se rompit sur la plaie. Le malade mourut.

C'était évidemment l'occasion d'effondrer et de drainer le sinus costo-diaphragmatique, ce que Kausch ne fit pas. Mais ce cas est instructif, car il montre qu'un foyer peut être *assez rapproché* de la surface pulmonaire sans déterminer d'adhérences.

Enfin Lenhartz et Körte ont vu après la suture pleurale, se développer à côté de la zône d'opération un abcès pleural.

Malgré ces inconvénients, la suture pleurale est une bonne méthode, l'expérience considérable de Körte est là pour le prouver ; mais on ne peut s'empêcher de lui reprocher d'être quelquefois difficile à exécuter lorsque le fil coupe, ou que l'aiguille déchire le feuillet pariétal, et que l'air pénètre en sifflant dans chacun des orifices. Elle est aussi une méthode aveugle : le chirurgien place ses fils au hasard, puisque la radiographie, si elle localise le foyer, ne permet pas d'en connaître les dimensions. Aussi pensons-nous, lorsque le fil a déchiré la plèvre, qu'il vaut mieux produire un pneumothorax et exécuter la suture à sa guise. Dans le cas que nous rapportons, notre maître Gosset préféra ouvrir la plèvre, bien que la radiographie eût exactement localisé la collection. Voici comment il conduisit son intervention.

Après résection de trois côtes, il fit à la plèvre pariétale, munie de « ses doublures », une petite incision. Le poumon s'affaissa peu à peu, lentement, sans que le malade présentât d'accidents. Lorsque le poumon fut complètement affaissé, il agrandit l'ouverture et avec deux pinces en cœur il amena le poumon à la paroi. Extérieurement le poumon paraissait normal; mais, en le palpant, on sentait un noyau résistant caractéristique. On plaça alors *excentriquement par rapport au foyer* plusieurs points en U qui prenaient la plèvre pariétale, doublée du plan musculaire, et une certaine épaisseur de paremchyme. Cette suture fut facilement exécutée sans que la malade en parût incommodée, et après garniture complète du champ opératoire avec des compresses le poumon, fut incisé au niveau de la caverne.

M. Gosset n'opéra par ce procédé, qu'un seul cas de gangrène; mais il eut recours à cette méthode dans plusieurs cas de kyste hydatique du poumon. Le résultat fut dans tous les cas parfaits.

Ce procédé, présente le grand avantage de permettre de se rendre compte de l'état du poumon et de faciliter singulièrement la suture du poumon. Celui-ci est immobilisé par deux pinces en cœur. L'aiguille prend du poumon ce que le chirurgien veut qu'elle prenne. Ce sont des points solides. Il n'en est pas toujours de même lorsque le poumon est mobile.

M. Gosset, dans son cas, employa des points en U, assez rapprochés. Ils furent rapidement posés et le résultat opératoire montra ce que vaut cette façon de faire. Mais il faut, et ce point est capital, que le champ opératoire soit protégé comme dans une hystérectomie. Il faut tout autour de la plaie glisser des compresses : elles seront protectrices pendant l'ouverture du foyer, elles favoriseront l'accollement des feuillets pleuraux dans les jours qui suivent. Les fils n'auront servi d'abord qu'au maintien du poumon; plus tard ils rendront ces adhérences plus solides. En somme, dans ce procédé, le chirurgien n'opère jamais à l'aveugle, il voit toujours ce qu'il fait : après avoir exploré le poumon, il le fixe, il l'ouvre comme il veut et cela sans danger pour la plèvre protégée. Par cette manière de faire on perd cependant le bénéfice de la localisation exacte. M. Tuffier ne put, dans un cas où le pneumothorax s'était produit, retrouver le foyer que la radiographie avait nettement localisé.

Il serait préférable, pensons-nous, pour ne pas exercer de traction sur des fils passés au hasard, de placer seulement une anse de fil comme point de repère et après avoir exploré le poumon et la plèvre, d'attirer le poumon par des pinces en cœur. De cette façon on n'opérera pas à l'aveugle et l'on ne perdra pas le bénéfice de la localisation radiographique.

3° **Recherche du foyer.** — Lorsque le poumon est à découvert, qu'il est fixé par des adhérences ou une suture, ou qu'il est simplement amarré par deux pinces en cœur, il faut rechercher le foyer. On peut employer trois moyens : la palpation, la ponction, l'incision.

Par la palpation faite avec la main, ou avec le bout du doigt, on peut quelquefois reconnaître une induration, un godet, une partie moins souple. Elle fut nettement positive dans un de nos cas, où il suffit d'enfoncer le doigt pour ouvrir la caverne. Malheureusement elle est souvent négative.

Quincke, Terrier, Körte, qui rejettent formellement l'emploi de la ponction exploratrice lorsqu'elle est faite à travers le thorax, l'emploient au contraire assez fréquemment dans ce temps opératoire. Elle n'est pas à l'abri de tout danger. Lenhartz vit une hémorrhagie ; Gosset, chez un bronchectasique, vit se produire un emphysème médiastinal. Mais, lorsqu'elle est positive, elle facilite singulièrement l'acte opératoire. Il faut la faire avec une aiguille fine, et ne jamais pénétrer profondément. Le pus est en général trop épais pour s'écouler par l'aiguille ; mais celle-ci, lorsqu'elle a atteint le foyer, garde toujours une odeur fétide caractéristique. Il en était ainsi dans le cas de Gosset.

Lenhartz a ponctionné le poumon avec un instrument mousse : sonde cannelée ou pince, et n'a jamais eu de complications. En tout cas, lorsque l'examen est positif, l'aiguille va servir de guide, et c'est sur son trajet qu'on enfoncera bistouri ou thermo-cautère.

Si la ponction est restée négative, il faut inciser le poumon.

On a longtemps discuté le choix de l'instrument. Terrier recommandait le bistouri, lorsque le poumon est dur, scléreux, non vasculaire, le thermo-cautère chauffé au rouge sombre dans les cas contraires.

La majorité des chirurgiens emploie ce dernier, non pas tant pour cautériser les petits vaisseaux — et par conséquent comme agent hémostatique — que pour éviter la production de surfaces avivées, absorbant les produits septiques.

Delanglade s'est demandé si les accidents syncopaux qu'on observe quelquefois à l'ouverture de la caverne ne sont pas dus à l'absorption de gaz délétères produits par la combustion. Mais cette hypothèse est gratuite.

Quincke, autrefois, enfonçait le thermocautère dans les trajets de l'aiguille et quelques jours plus tard réunissait ceux-ci par une incision circulaire. Cette méthode est abandonnée ; il faut inciser le poumon franchement et largement.

C'est en général à 2 ou 3 centimètres de profondeur que le foyer est ouvert. Mais il arrive qu'un foyer qu'on croyait superficiel est beaucoup plus profond : on a visé trop excentriquement. Dans ces cas, on peut avec le doigt creuser dans le parenchyme un véritable tunnel. C'est le procédé que conseille Lenhartz et que MM. Lejars, Tuffier, ont employé avec succès.

Körte recommande lorsque le foyer n'est pas trouvé là où on le croyait placé, de faire au poumon une incision en croix et d'écarter les quatre lambeaux ainsi formés, ce procédé a l'avantage de ne pas être aveugle. Le chirurgien n'ouvre pas un vaisseau à l'improviste et peut se rendre maître de l'hémorragie et puis, lorsqu'il aura atteint la caverne, il aura sur elle le large accès nécessaire pour l'explorer et la traiter. Le foyer peut être très profond, caché près du hile. Deux fois Lenhartz ouvrit une collection située à 14 centimètres de la paroi, une fois elle était distante du plan thoracique de 22 centimètres. Mais si le chirurgien de Hambourg est allé si profondément, c'est que la radioscopie avait exactement localisé la collection.

Lorsque le diagnostic est moins fermement posé, il faut se contenter de laisser une mèche dans le trajet ; souvent la collection s'y ouvrira d'elle-même. Mais il ne faut pas trop y compter. Legueu perdit une malade parce qu'il n'avait pas ouvert le foyer qui était à un demi centimètre du champ d'exploration.

La meilleure conduite à tenir sera de faire le lendemain un examen radioscopique.

L'hémorragie dans ce temps opératoire augmente à mesure qu'on se porte plus profondément. Très faible sur les plans superficiels, elle peut devenir considérable dans la profondeur, lorsqu'on se porte près du hile. Nous étudierons plus loin cette complication opératoire.

L'incision pulmonaire faite à la manière de Körte permet de pincer le point qui saigne et de le lier par une ligature en masse, passée à l'aiguille (Obs. n° XXV et Lenhartz n° LXIII). Trop souvent, les chirurgiens, arrêtés par l'hémorragie, ont dû s'en tenir à un tamponnement et n'ont pu de ce fait ouvrir la caverne. (Lenhartz, Obs. n° CXXXVII).

Lorsque le foyer est atteint, il doit être ouvert largement; sa paroi d'attaque doit être fendue jusqu'à sa partie la plus déclive; le contenu en est vidé: pus, débris pulmonaires, séquestres.

Körte recommande dans tous les cas de faire un examen de la caverne avec un miroir frontal, ou mieux avec un cystocope introduit dans sa cavité. Cet éclairage permet de reconnaître s'il existe un prolongement, une communication avec un foyer voisin. Plusieurs fois Körte put ainsi débrider avec une pince un orifice de communication étroit, inciser une cloison, élargir un recessus. Wiemer au quatrième jour, trouve aussi un orifice qui le mène dans un foyer voisin (Obs. n° CV).

Enfin cette méthode permet d'éviter des hémorragies secondaires mortelles.

Latruffe a, dans sa thèse de 1897, étudié les hémorragies dans la gangrène pulmonaire au point de vue chirurgical, l'ulcération, la périartérite, la périphlébite et la thrombose des vaisseaux de la paroi de la cavité; mais il ne parle ni des anévrismes, ni des vaisseaux qui traversent la caverne. Or, Körte a montré par l'endoscopie qu'on rencontre quelquefois des anévrismes dans la caverne. C'est un vaisseau que le processus gangréneux a épargné en partie, et qui traverse la cavité, vaisseau en général altéré, qui présente une ou plusieurs dilatations. On peut, en somme, comparer ces anévrismes à ceux de Rasmussen. Il faut, quand on constate leur existence, les sectionner entre deux ligatures. Un malade de Körte mourut d'hémoptysie et l'autopsie fit découvrir un anévrisme rompu (Obs. n° CXVIII), Kümmel (cité par Körte) observa le même accident. Enfin Patschke (Obs. n° CXLVI) perdit une malade d'hémoptysie, et, à l'autopsie, on trouva rompu un anévrisme gros comme une noix. Dans le cas de Stieda (Obs. n° CXCVII), c'est un gros vaisseau qui traversait la caverne qui s'est ulcéré au bout de deux mois. Körte put deux fois reconnaître la présence d'un vaisseau qui traversait la caverne, et le sectionna entre deux ligatures (une fois dans une gangrène (Obs. n° XXXII), une fois dans une bronchiectasie).

Pour explorer la caverne, pour lier un vaisseau ou élargir un orifice fistuleux, il faut toujours, comme le recommande Körte, anesthésier la caverne par un tampon cocaïné laissé à demeure quelques instants, car sans cette précaution, on risque de provoquer des quintes de toux.

Le drainage doit être fait avec des mèches et un drain : des mèches pour tamponner la cavité, empêcher les hémorrhagies, et pour proteger la cavité contre le contact du drain ; un tube pour permettre l'écoulement du pus, car ces plaies suppurent abondamment.

Delanglade recommande de brûler le bout du drain pour le ramollir et l'empêcher d'ulcérer la caverne.

Les drains sont fixés à la peau par un fil ; le lambeau cutané est à peine suturé, de façon à ce que les drains sortent directement, et que le drainage soit facile.

Il ne reste plus, avant de faire le pansement, qu'à aspirer l'air de la plèvre avec un appareil Potain.

Le trocart doit être enfoncé dans une région un peu éloignée du champ opératoire. Cette aspiration est toujours très facile. Dans un cas de blessure de la plèvre et hernie du poumon, notre maître Cunéo, après avoir réduit le poumon, sutura la séreuse et fit l'aspiration. Il fut frappé de la facilité avec laquelle le poumon reprenait sa place. L'auscultation, pratiquée aussitôt, laissait entendre un murmure vésiculaire normal. Witzel (325) remplace l'air par du sérum qu'il aspire ensuite ; nous ne voyons pas l'utilité de cette complication.

CHAPITRE V

SUITES OPÉRATOIRES. COMPLICATIONS

§ 1. — Suites opératoires.

Trouver le foyer, l'ouvrir, le drainer, n'est pas tout; les suites opératoires sont toujours longues, souvent difficiles, et c'est à ces suites qu'on voit combien les malades sont fragiles et profondément intoxiqués.

Dans les cas, les plus fréquents, où le foyer communique avec l'arbre bronchique, lorsqu'il a été bien ouvert et le drainage bien établi, il est remarquable de constater la rapidité avec laquelle l'expectoration se modifie. En très peu de temps, elle perd son odeur et son abondance diminue.

Souvent chez les malades, l'expectoration est à la fois le produit de secrétions de la caverne et le résultat d'un catarrhe bronchique concomitant, et la preuve, c'est que chez des malades qui rendent 500 à 600 grammes de crachats par jour, on trouve quelquefois une caverne grosse à peine comme une noix; or, malgré cela, l'intervention a sur cette expectoration une action rapidement manifeste, et, à ce point de vue, lorsque la fétidité persiste, lorsque l'abondance de l'expectoration ne diminue pas, il faut toujours penser que le drainage est incomplet, ou qu'un foyer inaperçu n'a pas été ouvert, ou qu'une nouvelle portion du parenchyme s'est encore escharrifiée. A plus forte raison, lorsque la fétidité après avoir disparu, se manifeste de nouveau, faut-il soupçonner de la rétention pulmonaire.

L'action du drainage sur la courbe thermique est par contre beaucoup plus lente à se manifester. Dans les abcès, l'ouverture du foyer est assez rapidement suivie d'une brusque défervescence; dans les abcès gangréneux, dans les gangrènes surtout, la défervescence se fait lentement, très lentement, après de nombreuses poussées fébriles. Il persiste dans la caverne des phénomènes de nécrose qui ne s'amendent que peu à peu. De plus, les malades sont profondément infectés et l'ouverture du foyer ne suffit pas à les débarrasser tout de suite de leurs toxines. Les deux courbes empruntées à Lenhartz montrent bien l'influence de la simple résection costale, puis de l'ouverture du foyer, sur l'expectoration et sur la température (*Fig.* 1 et 2).

L'état général, comme la courbe thermique, ne s'améliore que lentement, et cela, après des phénomènes de collapsus cardiaque et des crises de dyspnée, accidents souvent si aigus qu'on se demande si les malades y résisteront.

Tout cela montre que la pneumotomie, même dans les cas favorables, s'adresse à des malades trop souvent très infectés et particulièrement fragiles. Chez eux, l'anesthésie doit être minime, l'intervention rapidement et méthodiquement conduite. Dans les suites, il faudra recourir aux inhalations d'oxygène. L'huile camphrée, la spartéine ne devront pas être économisées.

Dans les jours qui suivent la pneumotomie, la plaie suppure avec abondance, on trouve dans le pansement des débris sphacélés d'une odeur nauséabonde, et il faut veiller à ce qu'ils n'obstruent pas les drains. Ce sont quelquefois de gros blocs pulmonaires sphacélés qui se désagrègent; dans l'un de nos cas ce bloc était gros comme le poing.

m. s.
27 28 29 30 31 1 2 3 4 5 6 7
Oct.
Nov.
ccm.
Exp. 300 40
250 39
200 38
150 37
100 36
50 35
0 34
Résection
Ouverture

(*Fig. 1*)

m. s.
22 23 24 25 26 27 28 29 30 31 1 2 3 4 5
Mars 98.
Avril
ccm.
Exp. 300 40
250 39
200 38
150 37
100 36
50 35
0 34
Résection
Ouverture

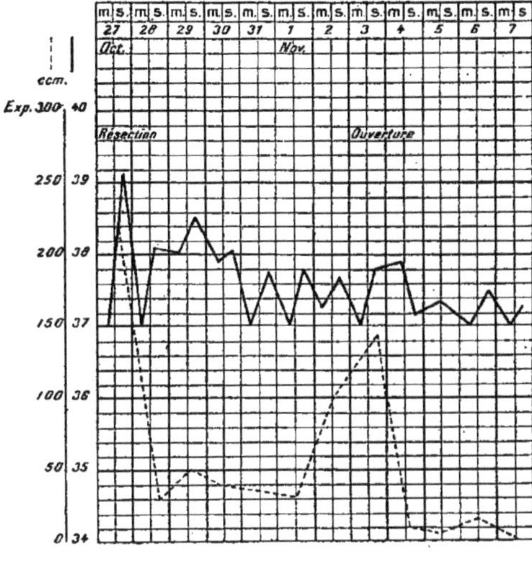

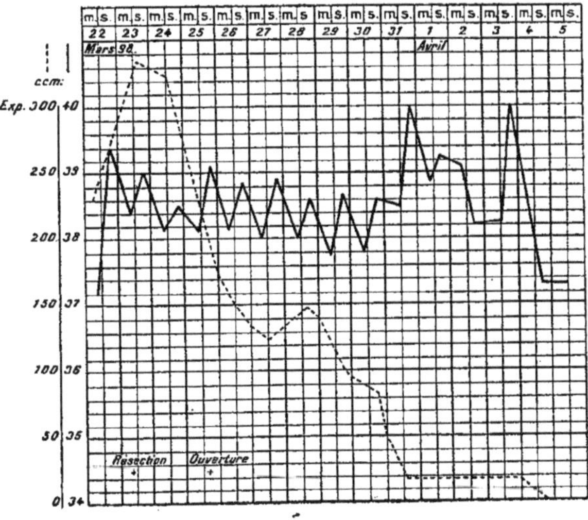

(*Fig. 2*)

A un autre point de vue, il est important, à chaque pansement, de modifier la place du drain, car il peut provoquer des quintes de toux et, par sa pression prolongée, déterminer une ulcération de la caverne et des hémorragies secondaires redoutables (Walsham, cité par Villière).

Le 4e ou le 5e jour on enlève les mèches pleurales et pulmonaires ; mais il est important, par des compresses tassées, d'empêcher la cicatrisation des parties molles qui ont toujours tendance à se refermer.

Les premiers chirurgiens qui sont intervenus pour des lésions septiques du poumon ont pratiqué des *lavages* de la cavité avec des solutions diverses. Actuellement cette méthode *est à rejeter dans tous les cas* ; les lavages disséminent les lésions, et produisent des inoculations à distance. Même lorsque la cavité ne communique pas avec les bronches, ils peuvent être le point de départ d'accidents réflexes très graves. Ils sont encore plus contre-indiqués que dans la chirurgie pleurale, où leur emploi est rejeté par tous les chirurgiens.

Dans le cas de notre maître Gosset, où la cavité ne communiquait avec aucune bronche, au 5e jour on fit à l'embouchure du drain un très léger lavage à l'eau oxygénée dans le but de déboucher le tube. Tout à coup, la malade se cyanosa, on vit ses pupilles se dilater, et la femme ne revint à elle qu'après de la respiration artificielle et des piqûres d'éther. Le lendemain on fit avec une grande prudence un nouvel essai, les accidents se reproduisirent. Il s'agit là de phénomènes réflexes; c'est pour les éviter que Körte recommande, avant de faire le moindre attouchement de la cavité, de badigeonner cette dernière avec de la cocaïne.

On a cherché à modifier les parois de la cavité avec de nombreux antiseptiques. Quincke a abandonné l'iodoforme après avoir observé des cas d'intoxication. Körte l'emploie encore ; mais il a recours surtout au baume du Pérou, dont il imbibe les mèches du pansement, et il fait de temps à autre des attouchements à la teinture d'iode, au nitrate d'argent, ou au chlorure de zinc. M. Tuffier, M. Gosset, employèrent chez leurs malades un courant d'oxygène. Chez notre malade, tous les jours, au pansement, on désinfectait le foyer, en y faisant passer dix litres d'oxygène : on obtint un bon résultat ; mais M. Cunéo n'aboutit par cette méthode de même qu'avec de l'ozone, qu'à des résultats à peu près nuls.

§ 2. — Complications

Les complications sont fréquentes au cours du traitement de la gangrène pulmonaire, elles contribuent pour une large part à charger la mortalité opératoire. Elles peuvent survenir pendant la pneumotomie ou dans les jours qui la suivent.

Au cours de la pneumotomie. — Les *hémorragies* constituent la complication la plus fréquente. Celles qui proviennent d'un vaisseau pariétal, de la mammaire interne (Lenhartz) sont peu graves ; il est facile de pincer et de lier le vaisseau ; celles qui proviennent du poumon sont en général sérieuses. Le poumon saigne peu à la périphérie ; mais, à mesure qu'on se porte plus profondément, les vaisseaux prennent plus d'importance, et l'hémorragie devient plus redoutable. Dans le cas de M. Cunéo, la perte de sang fut d'une abondance extrême. En explorant la caverne avec le doigt, il se produisit tout à coup une hémorragie qui nécessita un tamponnement immédiat. Souvent cet accident est survenu, et il n'est pas de chirurgien qui ne l'ait observé.

Ces hémorragies ont trois sources :

Le doigt qui creuse un tunnel explorateur peut déchirer un

vaisseau : il faut tamponner le trajet, c'est là le seul traitement ; mais le chirurgien ne peut mener son opération à bout. C'est pour cette raison que Körte recommande de sectionner le poumon en croix, pour pouvoir saisir sur la tranche le vaisseau qui saigne et l'oblitérer par une suture en masse, en passant le fil à l'aiguille.

La source de l'hémorragie peut être aussi une branche importante de l'artère pulmonaire dont la rupture a été préparée par une ulcération progressive des tuniques. Le cas est arrivé au Pr Delbet (110) au cours d'une pneumotomie pour gangrène du lobe supérieur; il se produisit une hémorragie formidable. Elle céda au tamponnement; mais se reproduisit avec la même abondance à chaque pansement. A l'autopsie on constata que l'hémorragie avait comme source une branche primaire de l'artère pulmonaire. Le chirurgien est malheureusement désarmé devant des cas semblables.

Une des causes les plus fréquentes d'hémorragie est l'exploration de la caverne. Latruffe a montré qu'il existait dans la paroi des cavités gangréneuses, des vaisseaux thrombosés, mais que l'on y trouvait aussi des vaisseaux présentant de la péri-artérite ou de la péri-phlébite. Körte a signalé les petits anévrismes qu'on y trouve quelquefois; mais surtout il a bien insisté sur les vaisseaux qui traversent la cavité de part en part, et que le processus gangrèneux a épargnés. On comprend dès lors tous les dangers de l'exploration aveugle et tous les avantages de l'éclairage pour faire cette exploration. Il ne faut donc pas faire d'exploration digitale avant d'avoir inspecté la cavité en l'éclairant. S'il se produit une hémorragie au cours de l'exploration digitale de la cavité, il faut essayer de pincer le vaisseau, sinon on fera un tamponnement serré, mais, après l'ablation des mèches, on devra se rendre compte avec un cystoscope ou un miroir frontal de l'état de la cavité.

Avec les hémorragies, les *accidents respiratoires* sont les plus fréquentes complications de la pneumotomie. On voit survenir quelquefois une sorte de trémulation, d'ondoiement, de flottement du poumon, le *Lungenflattern* de Garré. Ces à-coups du poumon ont sur la statique du médiastin une influence fâcheuse, car ils amènent une perturbation dans la circulation du système cave. Körte observa cette complication plusieurs fois : elle est grave. Une fois (Obs. n° XXXIII) sous anesthésie chloroformique (avec oxygène) il réséque en arrière les 4e, 5e et 6e côtes, la plèvre est déchirée, et le pneumothorax provoque ce *Lungenflattern*. Körte suture aussitôt le poumon à la paroi, et malgré cela, les troubles respiratoires durent six jours. Le malade guérit.

Deux autres fois, Körte observa des accidents semblables, suivis de guérison (il s'agissait de dilatations des bronches.)

D'autres fois les accidents se produisent brusquement. Körte a perdu de la sorte trois malades. Il avait ouvert une grande caverne chez un homme à l'anesthésie locale; il y avait des adhérences et l'opération avait été bien supportée. A la fin de l'opération, alors qu'on relevait le malade, subitement se produisit une angoisse respiratoire, le pouls devint mauvais et, malgré tous les efforts du chirurgien, le malade succomba. L'autopsie faite avec soin ne permit pas de découvrir la cause de cette mort si subite. La seconde observation concerne un jeune homme bronchectasique; lors d'une première opération, ce malade avait déjà eu des accidents respiratoires; il mourut subitement au moment où l'on fermait sa fistule par une ligature en masse. L'anesthésie avait été locale. Une troisième fois enfin le malade mourut trois heures après l'opération. Il s'agissait d'une dilatation des bronches. Lenhartz observa, lui aussi quatre fois des accidents subits suivis de mort : mais ces accidents syncopaux se produisirent trois fois au moment de l'ouverture du foyer;

une fois c'est au moment où l'on remettait le malade dans son lit qu'il mourut subitement.

Il est impossible dans la genèse de ces accidents d'incriminer l'anesthésique. Sur trois *Lungenflattern*, un se termina par la mort : il y avait eu anesthésie locale. Sur sept cas de mort subite ou très rapide, il n'y avait eu que cinq chloroformisations (Lenhartz : 4 morts, 4 chloroformes ; Körte : 3 morts, 1 chloroforme). On ne peut davantage invoquer le pneumothorax, puisqu'il ne s'est produit que dans un cas. L'hémorragie ne fut pas plus abondante que d'habitude.

Il faut admettre que ces symtômes sont d'ordre reflexe et dus à l'irritation des filets pulmonaires du pneumogastrique. C'est l'hypothèse à laquelle se rattache Körte ; mais celui-ci se demande si l'étendue de la résection costale n'est pas aussi pour quelque chose dans les accidents. Ces accidents sont du même ordre que ceux que Maurice Raynaud, Bouveret, Jeanselme, Cestan, ont observé après la pleurotomie. Ce sont ces reflexes que Rodet et Pourrat (251) évitent chez le chien par l'anesthésie profonde. Tous les moyens préconisés pour empêcher les accidents : flagellation, faradisation du laryngé supérieur, tractions de la langue, n'ont eu jusqu'ici de résultats que dans les cas subaigus.

Il peut arriver que le chirurgien *ne trouve pas le foyer*. Il a fait dans le poumon des ponctions multiples, creusé au doigt des tunnels profonds sans résultat. Notre maître M. Michaux (194) insistait autrefois sur la difficulté de trouver les foyers lorsqu'ils occupent la base. MM. Tuffier, Huber, Legueu, Lenhartz (3 fois), Delanglade, Körte n'ont pu dans certains cas trouver le foyer.

Il est intéressant de constater que, sauf dans le cas de M. Tuffier, il y avait dans les quatre autres cas des adhérences. Ce qui montre bien que ces dernières ne permettent qu'une exploration aveugle. Seul Lenhartz avait opéré après examen radiographique.

Körte n'a manqué la caverne qu'une fois, parce qu'il incise le poumon en croix. Une fois il en chercha une en vain. A l'autopsie il y avait une infiltration purulente diffuse de tout le poumon, mais pas de caverne. Nous pensons donc que c'est à l'incision que préconise Körte qu'il faut s'en tenir. Elle présente un avantage déjà en permettant la ligature ou la forcipressure du vaisseau qui saigne sur une tranche ; elle est meilleure que les autres pour trouver le foyer; elle leur est encore supérieure par le drainage large qu'elle permet d'effectuer.

Lorsque, malgré tout, le chirurgien n'a pas trouvé la cavité, Huber (127) recommande de laisser dans le tunnel d'exploration une mèche à demeure : la collection ne tarde pas à s'y ouvrir spontanément. Ce procédé a donné de bons résultats à Körte dans un cas, à Lenhartz dans deux cas; mais il ne faut pas toujours s'y fier : le malade de Legueu est mort, et la cavité fut trouvée à l'autopsie à un demi-centimètre de la zone explorée (Obs. n° CXXV). Lenhartz perdit un malade dont le foyer était à moins d'un centimètre de la région où avait porté ses investigations (Obs. n° CXXXVIII). Le malade était opéré in extremis il mourut trois jours après l'opération ; il en est de même dans un cas de Bonneau (Obs. n° CVII) : la caverne était à un centimètre du tunnel d'exploration. Lorsque la cavité n'a pas été ouverte, il faut aussitôt après l'opération faire un examen radiographique.

On se rend compte, par l'ombre de la mèche si la direction suivie pour atteindre le foyer était bonne. C'est ce que Lenhartz recommande de faire, et c'est cet examen qui montra à Delanglade qu'il avait visé trop en dehors (abcès simple).

Au cours du traitement post-opératoire — Au

cours du traitement post-opératoire, on voit encore survenir des *hémorragies*. Ce sont des complications graves. Villière constatait déjà 4 morts sur 9 cas. Souvent ce sont des hémorragies qui se sont produites au cours de l'opération et qui se renouvellent (Delbet Obs. n° CX). Mais souvent aussi elles proviennent de la chute d'une escharre. Vulliet voit au douzième jour apparaître trois hémorragies considérables. Körte (Obs. n° CXVIII et une bronchectasie) perd des malades par suite de la rupture d'un anévrisme cavitaire. Stieda (Obs. n° CXLVII) en perd un pour la même raison.

La ligature, ou la forcipressure, est difficile à appliquer dans ces cas; cependant Körte put une fois réopérer son malade, saisir le point qui saignait et mettre une ligature sur le vaisseau. Jordan put mettre une fois une pince à demeure; mais, en général, c'est au tamponnement qu'il faut recourir. C'est la méthode de choix.

Ce sont surtout des *accidents septiques* que l'on voit survenir. Ce n'est pas seulement au thermomètre qu'on les reconnaît, puisqu'après l'intervention la température reste élevée pendant plusieurs jours; c'est aussi aux caractères de l'expectoration qui reste ou redevient fétide et abondante.

De tels accidents tiennent à deux causes : à la rétention par suite d'un drainage insuffisant, à l'existence de foyers non ouverts et non drainés.

La *rétention* est facile à combattre. Il suffit de débrider paroi et poumon. Quelquefois une côte régénérée est en cause. C'est un accident fréquent; c'est pourquoi il faut que la résection costale soit étendue, la caverne largement mise à nu, et le parenchyme qui la recouvre incisé jusqu'à la partie la plus déclive du foyer. Si la pneumotomie n'a pas été ainsi faite, il ne faut pas hésiter à réintervenir par une résection complémentaire.

Lorsqu'on est intervenu avant la formation et la chute

de l'escharre, c'est quelquefois cette dernière qui empêche la caverne de se drainer. Il en était ainsi dans le cas de notre maître Gosset. Après l'opération la plaie suppurait à peine; quelques grands accès fébriles firent penser que la cavité se drainait mal. Le 5e jour sortit de la plaie une escharre plus grosse que le poing. Rapidement dans les jours qui suivirent, la température retomba par une courbe en lysis.

Souvent c'est à un *foyer non drainé* qu'il faut rattacher l'infection. Une caverne voisine de celle qui est ouverte se draine par un orifice trop étroit et mal situé; une collection qui s'est formée dans une autre partie du poumon, quelquefois du côté opposé, souvent un épanchement pleural enkysté passent inaperçus. C'est quelquefois une collection développée en plein médiastin.

La présence d'un foyer secondaire *voisin* est chose fréquente: le chirurgien n'a ouvert qu'une cavité accessoire, et il a passé à côté de la principale. Assez souvent la collection voisine s'ouvre d'elle-même au dehors, mais nous verrons que trop fréquemment la mort a été occasionnée par une caverne passée inaperçue et qui ne s'est pas vidée.

Il faut, dans ces cas faire, une radioscopie. Lenhartz (Obs. n° LXXIII) rapporte l'histoire d'un malade qu'il réopéra quatre fois de suite parce que, à l'écran, il y avait à côté de la caverne une zône foncée. Après chaque intervention cette zône diminuait : mais ce n'est qu'après la quatrième opération que le poumon fut complètement transparent.

L'examen de la cavité avec une sonde cannelée, avec le doigt, permet quelquefois d'ouvrir la cavité voisine; mais lorsque le foyer secondaire siège à quelque distance, comme dans le cas de Blum (Obs. n° CXI), la radioscopie peut seule le reconnaître. L'examen radioscopique est donc dans tous ces cas le procédé le meilleur pour diagnostiquer les foyers inaperçus.

Une cause fréquente d'accidents est l'*infection pleurale*. Elle peut être opératoire : la friabilité d'adhérences qu'on croyait solides, une protection insuffisante du champ opératoire, peuvent favoriser l'infection pleurale. Lenhartz voit se produire un pyopneumothorax après une suture pleurale préventive ; il comptait sur des adhérences qui ne se sont pas produites. Kausch voit le foyer se rompre en pleine cavité pleurale : cette cavité n'était pas protégée. Bonneau aurait ouvert dans la plèvre la caverne de sa malade, s'il l'avait trouvée. Lorsque la plèvre a été infectée, il ne faut pas employer de demi-mesures, se contenter de mettre un drain dans la cavité pleurale à côté du foyer; il faut toujours effacer le cul-de-sac costo-diaphragmatique par une résection costale appropriée et le drainer largement, selon la méthode de Delagénière.

L'infection pleurale est plus souvent spontanée; elle est alors enkystée. *L'abcès pleural* est une complication fréquente, c'est une complication grave, parce qu'elle passe inaperçue. On l'observe dans les cas où le foyer pleural superficiel a provoqué des adhérences. Le chirurgien passe à travers celles-ci pour atteindre le poumon ; mais il ignore ce qui se passe dans la plèvre à côté de la zône adhérente. La cavité a poussé un prolongement par en bas et une pleurésie enkystée s'est formée à ce niveau. Dans quelques cas heureux, l'abcès pleural, lorsqu'il siège à côté de la zone adhérente, se vide dans la plaie (Lenhartz), mais il peut siéger à quelque distance (Obs. n^os^ CXI — CXXXV).

Il ne faut donc pas trop se féliciter de tomber sur un poumon adhérent ; la pneumotomie est facilitée, mais on ne sait jamais ce que la cavité pleurale recèle.

Des foyers peuvent se développer en plein médiastin. A ce point de vue le cas de notre maître Cunéo est bien instructif. Il s'est développé chez sa malade, à la suite de la déglutition d'un petit os de poulet, une gangrène du sommet gauche. Quelque temps après l'opération, la fièvre remonte; mais, comme la plaie est largement béante, on ne peut songer à de la rétention ; l'expectoration n'est presque plus fétide ; mais des sueurs apparaissent extrêmement abondantes. En présence de cette aggravation de l'état général et des signes fonctionnels, on pense à la formation d'un nouveau foyer ne communiquant ni avec les bronches, ni avec le foyer primitif. On explore la cavité avec une sonde en gomme, on provoque un écoulement sanguin abondant; mais on ne trouve pas de foyer. Bientôt apparaît *à la base du cou* un *œdème mou*, sans caractère inflammatoire. Il n'existe pas la moindre infiltration du tissu cellulaire sous-cutané ; c'est un *œdème profond*, qui gagne progressivement la partie supérieure du cou. Il occupe manifestement la gaîne viscérale. Il ne s'accompagne d'aucune dyspnée, d'aucune tuméfaction ganglionnaire; mais la toux coqueluchoïde et l'oppression augmentent, la dysphagie devient plus grande, au point que la déglutition des liquides est difficile. En présence de ces symptômes : *œdème de la base du cou*, *dysphagie*, *toux coqueluchoïde*, *douleur rétro-sternale*, M. Cunéo pense à la production d'une *suppuration médiastinale*. En effondrant la plèvre médiastine, notre maître pénètre dans une cavité anfractueuse située entre la crosse aortique qui bat au-dessous et un autre gros vaisseau situé en avant, sans doute la sous-clavière gauche.

Au cours du traitement post-opératoire, d'autres complications peuvent encore survenir : *œdème du poumon*, *néphrite hémorragique*, *phlegmon et gangrène de la paroi* autour du foyer, abcès et *phlegmons à distance* dans la région lombaire, dans la paroi abdominale, *arthrites* (arthrite sterno-claviculaire), mais surtout *broncho-pneumonie*.

La fréquence de cette complication est extrême. La broncho-pneumonie existe dans toutes les autopsies à des degrés divers. Il faut incriminer dans sa genèse la dissémination des produits secrétés par la cavité.

Nous voyons combien de complications guettent le pneumotomisé pour gangrène. Ces complications sont moins fréquentes, beaucoup moins graves, lorsque l'intervention est faite de bonne heure, parce que les lésions sont moins avancées et l'état général du malade moins atteint. Opéré tardivement, le malade est incapable de les supporter.

Le secret de la guérison de la gangrène pulmonaire tient tout entier dans l'application de ce principe : *opérer de très bonne heure, avant que le foyer se soit ouvert dans les bronches, avant que l'état général du malade soit très sérieusement atteint.*

CHAPITRE VI

RÉSULTATS

§ 1. — Résultats opératoires

Les résultats opératoires des 149 pneumotomies que nous rapportons plus loin, sont les suivantes : 105 guérisons, 44 morts, soit 29, 5 °/₀. Ce chiffre est inférieur à celui des statistiques de Tuffier (1897) : 72 cas avec 40 °/₀ de morts et de Garré et Sultan (1) (1902) : 122 cas avec une mortalité de 34 p. °/₀.

Ces chiffres par eux-mêmes ne donnent pas une idée exacte des résultats, il est important de les étudier. Tout d'abord deux malades sont morts, l'un de tuberculose (n° CXXVIII), l'autre d'épilepsie (n° CVIII). L'autopsie montra que le poumon était bien drainé. Ces deux cas sont donc à retrancher. D'autre part, il y a 16 malades qui ont été opérés dans des conditions déplorables, et chez lesquels tout espoir de guérison était vain (Obs. : n^{os} CVII, CIX, CXVI, CXIX, CXXI, CXXVI, CXXVII, CXXXII, CXXXIIII, CXXXVIII, CXL, CXLI, CXLII, CXLIII, CXLIIII, CXLV).

Les malades de M. Lejars ont été opérés in extremis ; ils sont morts, l'un quelques heures après l'opération, l'autre

(1) Dans le travail de ces auteurs il n'est rapporté que six observations inédites : de Prutz (1), von Eiselsberg (2) Garré (2) et Stieda (1), et il n'est donné aucun détail, ni aucune indication bibliographique dans les autres cas.

au troisième jour d'une double broncho-pneumonie. Trois malades de Lenhartz sont morts quelques heures après l'opération. Trois autres sont morts dans les 48 heures qui ont suivi. De sorte que si nous retranchons ces 16 malades qui étaient condamnés par avance, chez lesquels on ne pouvait rien espérer de la chirurgie et les deux malades précédents (tuberculose et épilepsie) on trouve 131 cas avec 105 guérisons et 20 morts, soit 19, 8 °/₀ de mortalité.

Sur ces morts, trois sont dues à la *ponction exploratrice*, et auraient pu sans doute être évitées : un opéré de Lenhartz (Obs. n° CXXVIIII) est mort d'un pyo-pneumothorax. A la suite d'une ponction, faite au cours de l'opération, la plèvre se déchira et l'air filtra à travers l'orifice. Opérant en deux temps, Lenhartz tamponna. Le pneumothorax cependant se transforma en pyo-pneumothorax, à la faveur de la ponction pulmonaire. Un autre opéré est mort d'un phlegmon de la paroi (Obs. n° CXXXI) consécutif à une probe-punction. Enfin le troisième cas concerne un opéré de Kohn (Obs. n° CXVI), chez lequel la ponction détermina une hémoptysie formidable. Le malade mourut asphyxié par les caillots qui encombraient ses bronches. La pneumotomie n'a rien à voir dans ces décès ; c'est la thoracentèse qui doit en être rendue responsable. 3 morts sur 44, tel est son bilan, sans compter les autres accidents qui n'ont été que passagers.

La cause la plus fréquente de la mort après la pneumotomie est l'infection.

La *pleurésie purulente* a emporté quelques malades ; mais chez la plupart, il y avait aussi d'autres lésions dans le poumon. Trois fois l'infection est opératoire. La malade de Kausch meurt de pleurésie purulente : le foyer, après des manœuvres intempestives, s'est ouvert dans la plèvre. Bonneau cherché à ouvrir aussi une collection sans protéger la plèvre et sans amarrer le poumon. Mais son malade était mourant. Enfin c'est la ponction relatée plus haut qui tue le troisième malade.

Plus souvent il s'agit de *collections pleurales enkystées*, développées à l'insu du chirurgien. Tels sont les cas de deux malades de Galliard et de Lenhartz : dans l'un Blum ouvre un foyer pleural consécutif à une gangrène superficielle du lobe inférieur, mais il ne voit pas une collection près du lobe supérieur. Dans l'autre, Lenhartz ouvre une gangrène à travers une zone d'adhérences ; à l'autopsie on trouve au-dessous de cette zone un abcès pleural en rapport avec un foyer secondaire du lobe inférieur.

C'est surtout le drainage insuffisant du poumon qui cause de nombreux décès.

Trois fois le chirurgien n'a *pas trouvé le foyer*. Legueu, Bonneau, Lenhartz, avaient placé une mèche dans le trajet ; mais les malades étaient cachectiques et sont morts avant que la collection s'ouvrît dans la région explorée et drainée. Plus souvent, c'est un *foyer secondaire* qui passe inaperçu et n'est pas drainé. Huit fois ce foyer était *tout voisin* de la cavité drainée, il s'y ouvrait par un orifice étroit et fistuleux. Parmi les malades morts d'hémorragie, chez deux il y avait une caverne voisine de celle qui était drainée. Chez deux autres malades (Obs. n^os CXI, CXXXV), c'est un foyer développé à quelque distance qui a causé la mort. Donc sur 44 morts on a constaté 10 fois dans le poumon des noyaux gangréneux secondaires non drainés (Obs. n^os CVI, CX, CXI, CXX, CXX, CXXII, CXXX, CXXXIII, CXXXV, CXLVI). Ces chiffres prouvent jusqu'à l'évidence la nécessité de l'examen de contrôle pratiqué de suite après la pneumotomie. L'examen n'aurait pas permis de tirer d'affaire ces dix malades ; mais Lenhartz est arrivé à un résultat favorable dans quelques cas.

Malgré tous les efforts du chirurgien, les *hémorragies*

ont causé la mort de quatre malades. Chez un malade de M. Delbet, le vaisseau qui saignait était une branche primaire de l'artère pulmonaire (Obs. n° CX), dans un cas de Stieda, c'est aussi un gros vaisseau qui saignait (Obs. n° CXLVII) Körte perdit un malade par la rupture d'un petit anévrisme développé dans la caverne (Obs. n° CXVIII). Dans le cas de Kohn, l'hémorragie mortelle est causée par la ponction exploratrice.

A l'autopsie de la plupart des décédés on trouve de la *broncho-pneumonie*. Unilatérale ou bilatérale, elle accompagne les autres lésions pulmonaires. Elle est secondaire bien souvent à ces lésions mêmes; mais souvent aussi elle est primitive, et c'est à ses progrès que les malades opérés en désespoir de cause succombent presque toujours.

Il est à noter aussi, pour les accidents respiratoires ou cardiaques qui ont emporté 4 malades, combien ces accidents sont fréquents chez les infectés graves.

Deux malades enfin ont succombé à une cause plus rare : l'œdème pulmonaire; cet œdème était associé à une autre cause.

En somme, la cause des décès se résume ainsi :

Foyer non trouvé	3
Foyer voisin non drainé	8
Foyer à distance non drainé	2
Pleurésie purulente enkystée avec collection pulmonaire voisine	2
Pyo-pneumothorax	3
Hémorragie	4
Broncho-pneumonie	7
Foyers multiples	5
Septicémie, syncope	8
Tuberculose	1
Épilepsie	1

La mort est indirectement causée : 16 fois par l'état du malade dont les lésions sont trop avancées ; 3 fois par la ponction qui a provoqué de l'infection pleurale ou pariétale et des hémorragies.

Nous aurions voulu relever, dans les causes de décès, l'étiologie de la gangrène ; mais les observations publiées sont trop souvent muettes sur ce point.

Nous savons ce que valent les chiffres. Il ne faut attacher aux statistiques que la valeur qui convient. Les chirurgiens publient plus volontiers les guérisons que les décès ; mais il n'en est plus de même des statistiques intégrales d'un seul chirurgien. A ce point de vue celles de Lenhartz et de Körte sont importantes à considérer.

Lenhartz compte, en 1906, 60 cas avec 21 morts, soit 35 °/₀; mais le chirurgien de Hambourg comprend dans sa statistique des cavernes tuberculeuses, des bronchectasies, des abcès. Nous n'avons gardé que 54 cas, avec 16 morts. Sur 16 morts, il y a 8 malades qui ont été opérés presque mourants. Abstraction faite de ces cas désespérés, nous trouvons donc :

46 cas avec 38 guérisons et 8 morts, soit 17,3 °/₀.

Körte compte 28 cas avec 8 morts, soit 28 °/₀. Nous avons éliminé 6 abcès et avons gardé 22 gangrènes aiguës, avec 8 morts ; mais parmi ces morts on compte 3 malades opérés presque moribonds, de sorte que l'on trouve, 19 cas avec 5 morts soit 26,3 °/₀. L'ensemble de ces deux statistiques donne donc : 65 cas avec 52 guérisons et 13 morts, soit 20 °/₀.

Si les résultats de Lenhartz sont très supérieurs aux autres, cela tient avant tout à l'usage qu'il fait des rayons Röntgen et à la précocité de ses interventions.

§ 2. — Résultats tardifs.

Sur les 105 malades qui ont guéri, 57 ont été suivis pendant un temps variant de quelques mois à 6 ans.

Sur ces 57 malades, 3 sont morts quelque temps après :

Abcès du cerveau, 1 cas (4 mois).

Pneumonie du côté opposé, 1 cas (2 ans).

Cancer de l'estomac, 1 cas (2 ans).

1° **Guérisons incomplètes.** — Elles sont au nombre de 5. Quelques malades conservent de l'expectoration muqueuse, ou des signes cavitaires; mais l'état général est des plus satisfaisants : chez un homme de Delanglade (Obs. n° XVII) il persiste un peu de pleurite, quelques douleurs et une légère expectoration. Une malade de von Eiselsberg Obs. n° XIX) garde un souffle cavitaire, mais sa santé est parfaite.

Deux malades de Körte et de Lenhartz ont récidivé quelques mois après l'opération (Obs. n°s XXX et LXVIII). Ils ont été réopérés et ont complètement et définitivement guéri.

On voit plus souvent persister des fistules. Neuf fois après l'opération, les malades ont gardé une fistule pendant quelques semaines; mais laplupart ont guéri spontanément. Walther, Lenhartz, Garré réopérèrent cependant leurs malades : ils obtinrent la fermeture du trajet. De sorte qu'en fin de compte deux malades seulement ont gardé un trajet fistuleux.

Garré (96), Helferich, Lichtenauer, Walther (320), Tuffier (302), ont bien étudié la fistulisation après la pneumotomie.

Après la pneumotomie, la guérison de la caverne se fait selon deux modes différents. Si la résection costale a été étendue, les parois de la cavité s'accolent, il se forme une cicatrice rétractile et le foyer disparaît peu à peu. Lenhartz put faire l'autopsie d'un de ses malades, mort d'un cancer de l'estomac deux ans après la pneumotomie. Il lui fut impossible de retrouver la place du foyer. Il la devina par la présence au point présumé, de quelques adhérences pleurales.

Dans ces cas la guérison est compléte, définitive; mais, si la cavité ne peut s'effacer par accollement de ses parois, l'épithélium bronchique envahit peu à peu le trajet et gagne l'ouverture thoracique. Il persiste une fistule broncho cutanée recouverte d'épithélium. La cavité et la fistule secrètent du mucus. Tel est le cas de Cunéo. La malade, en très bonne santé, garde une fistulette qui secrète très peu. Mais, lorsque la suppuration a été longue à tarir — parce que le foyer n'a pas été assez largement ouvert, ni les côtes assez réséquées —, il peut se former autour de la cavité des bandes de sclérose qui ectasient les bronches (Obs. n° X) et se produire du côté de la plèvre une véritable calcification.

Lorsque le drainage a été insuffisant, lorsqu'il n'a pas été établi à la partie déclive, la caverne reste infectée, et, si l'on ferme la fistule, les accidents recommencent. Que les lèvres de la plaie s'accollent rapidement, c'est la récidive à brève échéance.

Reportons-nous au compte-rendu opératoire des malades restés incomplètement guéris. Chez l'un, il n'est pas fait mention de l'importance de la résection thoracique. Mais chez trois autres (Obs. n°s XIX, XX, XCII) il ne *fut reséqué qu'une seule côte*, et chez un quatrième on en réséqua deux, ce qui est insuffisant, puisque Delanglade (Obs. n° XVII) ouvrit deux cavités. Dans le cas de Cunéo, notre maître reséqna trois côtes. Ici c'est le siège de la cavité qu'il importe de préciser. Celle-ci était située à la partie interne du lobe supérieur gauche, et il existait, en dedans d'elle, une collection médiastinale. Les deux collections étaient donc développées dans une région absolument rigide où la thoracotomie, pour être efficace, pour permettre aux parois de la cavité de s'accoler et de s'unir par une cicatrice, doit être plus étendue qu'ailleurs.

Nous avons insisté, au début de ce travail, sur la nécessité de faire toujours une résection très étendue. Quincke, Friedrich y insistaient déjà autrefois. Karewski la préconise de même pour les petits abcès. M. Tuffier (295, 296) a rapporté les observations d'un jeune homme et d'un malade de 35 ans, porteurs d'une suppuration pulmonaire abondante, considérablement améliorés par la thoracotomie très étendue.

Lorsqu'il existe une fistule, il faut se rendre compte de ce qu'elle secrète, voir si c'est du pus ou du mucus. Si c'est du pus, il faut réintervenir, réséquer une ou deux côtes, disséquer la fistule, réouvrir le foyer, le déterger, et la guérison surviendra complète. Si c'est du mucus, la destruction de la couche épithéliale au thermo-cautère suffit souvent pour amener l'oblitération du trajet. Mais lorsque les tissus voisins sont durs, épais, sclérosés, il faut disséquer et extirper le trajet tout entier, fermer la fistule par des sutures au catgut, et enfin faire une thoracoplastie en mobilisant la paroi.

Dans un cas d'abcès chronique, Perthes (227) n'a pas hésité à l'extraire avec sa coque.

Abcès du cerveau. — La mort par abcès du cerveau est rare; nous n'en avons trouvé qu'un cas. Le Professeur Delbet (61), M. Tuffier, en ont observé dans des suppurations du poumon. Mais il semble bien qu'il s'agissait dans leurs cas de bronchiectasies.

Dans la gangrène, l'abcès est aussi rare qu'il est fréquent dans l'ectasie bronchique. Schorstein (273), sur 69 abcès du cerveau, le voit succéder : à la dilatation des bronches 38 fois (55 %), à la gangrène 6 fois (9 %). Il est une complication des suppurations chroniques. Le malade de Lenhartz (Obs. n° XLVII) était un opéré de gangrène, mais *incomplètement guéri*; il toussait légèrement, crachait un peu et avait été drainé pendant plusieurs mois.

La tuberculose a atteint deux malades; l'un d'eux avait une gangrène localisée au sommet, et c'est ce sommet qui est devenu tuberculeux. On peut se demander quelle est l'influence que ces deux affections ont réciproquement l'une sur l'autre et quelle est celle qui a préparé le terrain à l'autre.

Ces malades étaient à la fois porteurs d'une caverne gangréneuse et d'infiltration bacillaire. La gangrène donna un coup de fouet à ces lésions. Dans le cas de Fernet et Lejars, le malade (Obs. n° CXXVIII) avait subi la pneumotomie le 24 octobre, c'est le 5 décembre qu'on diagnostique l'envahissement du sommet par la bacillose. Dans la discussion que souleva cette observation à la Société médicale des Hôpitaux en 1899, M. Fernet pensait que la gangrène avait été primitive et la localisation tuberculeuse, secondaire. Mais Rendu, se basant sur la précocité de l'apparition de la tuberculose, tint plutôt pour la seconde hypothèse, à savoir que le malade était un tuberculeux chez lequel la tuberculose avait pris une marche rapide après la gangrène, et, de fait, cet homme mourut de tuberculose aiguë. Chez le malade de M. Galliard (Obs. n° XXI; pl. II, 2), on a vu très nettement sur la radiographie, une opacité au niveau du sommet : c'est trois mois après la pneumotomie que les symptômes se déclarèrent; mais la bacillose préexistait indubitablement.

En somme, dans ces deux cas, la tuberculose existait avant l'opération; elle a peut-être été une prédisposition à la gangrène; mais cette dernière a donné un coup de fouet à la bacillose qui dans un cas a évolué très rapidement : aucun des malades opérés n'est devenu plus tard tuberculeux.

2° **Guérisons complètes.** — Tous les autres malades ont guéri complètement. L'état général est redevenu ce qu'il était auparavant. La plupart des opérés ont pu reprendre leur métier après avoir acquis un embonpoint remarquable. Un malade de Körte, qui était professeur de gymnastique, a continué son métier après l'opération (Obs. n° XLVIII). Les opérées de Cunéo (celle-ci, bien que portant une fistule) et de Gosset ont repris complètement leurs occupations d'autrefois.

Mais c'est surtout par l'examen local qu'on se rend compte de la perfection de la guérison (1).

Chez le malade de M. Gosset, on n'entend à l'auscultation aucun râle, aucun souffle, le murmure vésiculaire est absolument normal. Il est impossible de reconnaître le point où a été faite la pneumotomie. Les deux poumons sont également sonores. L'examen radioscopique de M. Béclère fait encore bien voir ce qui reste de la lésion. Le poumon absolument transparent joue normalement dans la cage thoracique et se distend également dans toute sa hauteur; nulle part on ne trouve de ces bandes de sclérose larges, épaisses, rigides, qui cloisonnent le poumon, rétractent les espaces intercostaux, immobilisent la coupole diaphragmatique et quelquefois produisent des déviations du rachis.

Tout au plus voit-on dans la région opérée un peu d'opacité diffuse, en relation sans doute avec quelques adhérences pleurales. Ce qui le prouve, c'est qu'on voit à la radioscopie par l'éclairage antéro-postérieur un peu d'opacité, tandis que par l'éclairage inverse le poumon est absolument normal.

La radiographie montre aussi que les côtes se régénèrent (Pl. III). M. Delbet avait déjà noté ce fait autrefois sur une

(1) LENHARTZ, comme nous l'avons fait remarquer (p. 101), a pu contrôler anatomiquement la guérison complète d'une caverne gangrèneuse traitée deux ans auparavant par la pneumotomie.

de ses malades. Mais il est à remarquer que la régénération ne se fait pas toujours normalement : le périoste est refoulé à la périphérie, et déchiré par le tamponnement prolongé, l'os de nouvelle formation figure des ponts, que l'on voit très nettement sur la radiographie que nous rapportons (Pl. I).

La guérison est encore complète dans sa durée. Parmi nos observations on a pu suivre :

10 malades depuis moins de 1 an ;

4 malades depuis 1 an 1/2 (Lejars, Dayot, Bazy, Delagenière) ;

5 malades depuis 2 ans (Lenhartz) ;

1 malade depuis 2 ans 1/2 (Lenhartz) ;

4 malades depuis 3 ans (Körte, Delanglade, Delagenière Lenhartz) ;

1 malade depuis 3 ans 1/2 (Körte) ;

1 malade depuis 4 ans (Körte) ;

1 malade depuis 5 ans (Delbet) ;

1 malade depuis 6 ans (Tuffier).

14 autres malades ont été suivis ; mais il n'est pas précisé combien de temps s'est écoulé depuis leur opération.

Chez 9 d'entre eux la guérison complète a été constatée par la radioscopie ou la radiographie ; pour les 5 autres on a mentionné seulement : complètement guéris.

La lecture des observations nous montre que chez la plupart des malades guéris on a pratiqué une large thoracotomie (2 ou, plus souvent, 3 côtes ont été réséquées sur une grande étendue). Plus la résection a été large, plus la guérison est survenue rapidement, et plus elle a été complète.

CONCLUSIONS

La guérison spontanée de la gangrène pulmonaire est trop rare pour qu'on puisse l'attendre. Le seul traitement efficace est la pneumotomie, qui doit être faite d'une façon très précoce, dès que le diagnostic est posé.

Il faut, comme moyen de diagnostic, rejeter la ponction; elle est à la fois infidèle et dangereuse : elle a provoqué trop souvent des hémorragies, de l'infection de la plèvre et de la paroi. Elle n'est permise qu'au cours de l'opération, lorsque le poumon est mis à découvert.

Les symptômes physiques sont le plus souvent impuissants à localiser le foyer, l'oreille vise d'une manière générale trop excentriquement.

Il faut dans tous les cas faire la radiographie, précédée de la radioscopie. Cette méthode permet presque toujours d'affirmer l'existence d'une gangrène lorsque le diagnostic clinique est incertain. Elle permet de localiser exactement la collection et souvent de reconnaître s'ils existe plusieurs foyers. Il est cependant malaisé de reconnaître les dimensions du foyer, et si une ombre étendue répond à une grande cavité ou à plusieurs petites.

L'anesthésique de choix est la novocaïne ; on n'emploiera le chloroforme que pour atteindre les parties très recouvertes (lobe supérieur), pour faire des résections étendues chez des malades peu endurants, ou lorsque l'état du patient est relativement bon. L'anesthésie profonde au début sera suspendue après la thoracotomie; l'éther est à rejeter dans tous les cas.

La pneumotomie pour gangrène doit être large ; le lambeau le meilleur est en U, à convexité inférieure. La résection costale doit porter sur plusieurs côtes, surtout pour les cavernes du sommet. C'est à cette condition seulement qu'on évite les fistules.

Lorsque la plèvre est adhérente, le foyer est en général superficiel et il suffit d'enfoncer le doigt pour l'ouvrir. Lorsque la plèvre est libre, on peut faire une suture pleurale ou provoquer d'emblée un pneumo-thorax pour se rendre compte des lésions. Sur le poumon, amarré par des pinces en cœur, on place facilement des points en U. Il est indispensable de protéger ces sutures par des mèches laissées quelques jours en place. Lorsque, le foyer est profond, le procédé le meilleur est l'ouverture du poumon par une incision en croix, faite au thermo-cautère.

Dès que la caverne est ouverte, il faut avant d'y introduire le doigt, l'éclairer pour se rendre un compte exact de sa conformation et de son contenu. On peut être ainsi appelé à élargir un orifice de communication avec un foyer voisin, ou à lier un vaisseau qui traverse la cavité.

Le drainage doit être fait avec des mèches et un drain. Il faut proscrire les lavages, faire au besoin des attouchements à la teinture d'iode au chlorure de zinc, après anesthésie de la cavité à la cocaïne. La désinfection par un courant d'oxygène, nous paraît être une méthode efficace et non dangereuse.

Les complications opératoires sont : des accidents respiratoires, des hémorragies dont on se rend maître par la suture quelquefois, par le tamponnement presque toujours, l'infection pleurale, qu'il faut traiter par l'effondrement et le drainage du sinus costo-diaphragmatique.

Après la pneumotomie, que le chirurgien ait trouvé ou non le foyer, dans tous les cas il devra contrôler l'état du poumon par un examen radioscopique : c'est la seule méthode qui permette de reconnaître et de localiser un foyer secondaire.

La mortalité opératoire de la pneumotomie pour gangrène est de 29,5 % environ. Ce qui charge cette mortalité ce sont : les broncho-pneumonies, les foyers secondaires non drainés, l'état trop précaire des opérés. Abstraction faite de ces derniers cas la mortalité est de 19,8. Elle est dans certaines statistiques de 17 %.

La guérison est le plus souvent complète, et se maintient telle. Elle a été dans de nombreux cas constatée par la radiographie qui montre la transparence parfaite du poumon, et par l'auscultation qui ne permet pas de reconnaître le siège qu'occupait la gangrène.

Lorsqu'il persiste des fistules, de l'expectoration muqueuse, des signes cavitaires, c'est que la résection costale n'a pas été assez étendue, ou bien qu'on a opéré une gangrène chronique où la sclérose et les ectasies bronchiques ont envahi une plus ou moins grande partie de parenchyme ; dans ces cas chroniques, c'est à la thoracoplastie où à la résection pulmonaire qu'il faut avoir recours.

OBSERVATIONS

Observation I (M. Cunéo). — *Gangrène du sommet gauche. Pneumotomie. Guérison.*

Mme L., 56 ans. — Un jour en mangeant du poulet, elle avale un petit os. Aussitôt douleurs violentes, efforts de toux ; la malade assez nerveuse a une syncope. Elle se remet, mais garde une sensation douloureuse de corps étranger. Dans les jours qui suivent, apparaît de la toux coqueluchoïde et de la peine à respirer. Au bout de huit jours, la toux persiste avec les mêmes caractères ; elle s'accompagne d'émission de crachats purulents horriblement fétides et noirâtres. La température s'élève et présente de grandes oscillations : 38°, 39°,5.

M. Cunéo, appelé à voir la malade, fait faire par M. Haret une radioscopie dont le résultat est le suivant :

La malade est examinée dans la position directe postérieure ; l'image pulmonaire droite est claire dans toute sa hauteur, tandis que l'image pulmonaire gauche présente à sa partie supérieure une opacité. Celle-ci siège près de l'ombre vertébrale, ses contours sont nettement délimités. M. Haret localise alors exactement le foyer révélé en faisant passer le rayon normal par cette ombre.

En présence de ces symptômes et de la localisation exacte du foyer, localisation bien expliquée par l'étiologie, on porte le diagnostic de gangrène du sommet du poumon gauche, secondaire à de la péri-œsophagite, et l'on se décide à intervenir.

Opération, le 15 septembre 1906. — Chloroforme : Boureau ; aides : Marcille, Dezarnauld. Malade couchée sur le côté gauche (*côté malade*).

Incision de 20 centimètres commençant au niveau de la première côte et descendant en dedans de l'omoplate, à environ 4 centimètres de la ligne des apophyses épineuses.

Résection des 2e, 3e et 4e côtes, sur une étendue de 4 à 5 centimètres. La plèvre pariétale est ainsi découverte. On constate que, dans la partie inférieure de la plaie, il n'y a pas d'adhérences, et que les deux feuillets glissent l'un sur l'autre. Dans la partie supérieure, au contraire, adhérences manifestes. De plus, à ce niveau, le poumon a une coloration noirâtre et une consistance dure.

L'index est enfoncé à ce niveau dans l'épaisseur du parenchyme pulmonaire et est dirigé en haut et en dedans vers le médiastin. Après avoir traversé une coque de tissu pulmonaire d'environ deux centimètres d'épaisseur, il tombe dans une cavité, du volume d'une grosse noix, contenant un liquide d'une odeur horriblement fétide. A ce moment à la suite d'efforts de toux, la malade rejette par la plaie des débris sphacélés grisâtres. Le corps étranger (os de poulet) n'est pas aperçu au milieu de ces débris.

Dans le but de retrouver celui-ci, la cavité est soigneusement explorée à l'aide du doigt. Mais cette exploration détermine une violente hémorragie qui nécessite un tamponnement provisoire de la poche. Au bout de 4 à 5 minutes, ce tamponnement est enlevé. Mais l'hémorragie reprend. On place alors un tamponnement définitif à la gaze à l'ektogan. Pansement.

Après l'opération la malade est assez shokée. Caféine. Huile camphrée.

15 au soir. T. 38°. P. 110. 300 gr. sérum. Huile camphrée. Expectoration sanglante et fétide.

Le pansement est très souillé. On change les compresses extérieures sans toucher aux mèches.

16. — M. T. 37°,2. P. 108. Pansement Changement des mèches. Légère hémorrhagie. Nouveau tamponnement après avoir insufflé dans la cavité une certaine quantité de poudre d'ektogan. On remarque que l'expectoration très abondante, est plus spumeuse, plus claire, et moins fétide. La malade continue à transpirer très abondamment et tousse beaucoup. Urines rares. 400 gr.

S. T. 38°. P. 115. Pansement. Morphine.

17. M. T. 37°,2. P. 112. Pansement, changement des mèches. Expectoration toujours abondante. Morphine.

S. T. 38°. P. 115. Pansement. La malade se plaint de souffrir beaucoup. Morphine.

18. M. T. 37°,2. Pansement.

S. 37°,6. Pansement.

Les jours suivants, du 19 septembre au 3 octobre, la situation s'améliore lentement. Les forces reviennent, l'appétit reparaît, les urines sont plus abondantes. La toux persiste toujours. L'expectoration est abondante, mais la fétidité a considérablement diminué.

Le pansement est fait deux fois par jour. Les insufflations de poudre d'ecktogan sont diminuées, parce qu'on leur attribue les quintes de toux qui sont toujours beaucoup plus fortes et beaucoup plus prolongées après chaque pansement. On les remplace par un courant d'oxygène.

A partir du 3 octobre la température commence à remonter; comme l'indiquent les chiffres suivants :

4 octobre T. m. 37°,4; — s. 38°,9.
5 — T. m. 37°,8; — s. 38°,8.
6 — T. m. 38°,4 ; — s. 39°,2.
7 — T. m. 39°,2; — s. 38°.
8 — T. m. 39°,3; — s. 38°.
9 — T. m. 39°,5; — s. 40°.

Comme la plaie est largement béante, on ne peut guère songer à de la rétention. D'autre part, la toux est devenue extrêmement fréquente et a le caractère coqueluchoïde. L'expectoration n'est pas plus fétide; la fétidité tend même à disparaître complètement. Les sueurs sont d'une abondance extrême. L'affaiblissement devient considérable, l'anorexie absolue.

En présence de cette aggravation de l'état général et des signes fonctionnels, on pense à la formation d'un nouveau foyer ne communiquant ni avec les bronches, ni avec le foyer primitif.

Consultation avec le Dr Ricard, qui conseille l'exploration de la portion du poumon adjacente à la cavité. A l'aide d'une longue sonde cannelée, on recherche la présence d'une nouvelle cavité au voisinage de la première. La sonde est enfoncée dans le parenchyme à une profondeur de 2 ou 3 centimètres. On explore tout particulièrement la partie du poumon sous-jacente à la cavité primitive, en raison de la persistance d'une zone de matité très nette en ce point. Toutes ces explorations n'ont d'autre résultat que de fatiguer beaucoup la malade et de provoquer un écoulement de sang assez abondant.

A partir du 11 octobre, un nouveau signe se manifeste : c'est l'apparition à *la base du cou*, d'un *œdème* très net. Cet œdème, mou, sans caractère inflammatoire, est un œdème profond. Il n'existe pas la moindre infiltration du tissu cellulaire sous-cutané. L'œdème, apparu d'abord à la base du cou, gagne progressivement la partie supérieure de celui-ci. Il occupe manifestement le tissu cellulaire périviscéral. Il ne s'accompagne d'aucune dyspnée. Il n'existe pas de ganglions cervicaux perceptibles. En même temps qu'apparaît cet œdème, la toux et l'oppression augmentent. La *dysphagie*, qui avait toujours persisté, mais à un très léger degré, depuis le début de la maladie, s'accuse de plus en plus. La déglutition des liquides devient elle-même très difficile.

L'examen du poumon, pratiqué par M. Marfan, ne fournit aucun renseignement important.

En présence de ces signes : toux coqueluchoïde, dysphagie avec douleur rétro-sternale, œdème de la base du cou, on pense à la production d'une suppuration médiastinale, expliquant en même temps la fièvre et l'altération rapide et progressive de l'état général.

On décide de drainer le médiastin et, pour limiter le traumatisme, en raison de l'affaiblissement extrême de la malade, on se propose de placer un drain en utilisant la plaie pulmonaire.

17 *octobre*, 2 *bis*. — La malade est endormie dans son lit par le Dr Boureau, et couchée sur le côté droit. On débride alors le trajet en haut et en bas à l'aide de ciseaux. L'index gauche est alors introduit dans la cavité pulmonaire. On le dirige ensuite en dedans vers le médiastin. Il effondre la plèvre médiastinale épaissie et a la sensation de pénétrer dans une cavité anfractueuse. On retire ce doigt couvert d'un pus peu épais, mais d'une fétidité extrême. Un clamp courbe est introduit dans la cavité étant fermé, puis il est ouvert, de façon à agrandir l'orifice de communication entre la caverne pulmonaire et le foyer médiastinal. Le doigt, introduit de nouveau dans ce dernier, sent nettement battre au-dessous de lui la crosse aortique, et en avant un autre gros vaisseau qui doit être la sous-clavière gauche. Un drain est alors introduit par le trajet dans le foyer médiastinal. La cavité pulmonaire est tamponnée à la gaze.

Malgré la perte de sang très minime et la petite quantité de chloroforme absorbée, la malade est extrêmement affaiblie à la fin de l'intervention. Le pouls est à peine perceptible.

Spartéine, huile camphrée.

La malade est maintenue couchée sur le *côté malade*.

18, *matin*. — L'état de la malade semble amélioré. La dysphagie et la douleur sont toujours aussi fortes ; mais la température est passée de 39° à 38°. Le pouls est à 110, bien frappé. Les transpirations ont été moins abondantes pendant la nuit et la toux semble avoir été moins fréquente.

On change les mèches, mais le drain est laissé en place.

Soir. — T. 38°. Pansement. L'œdème du cou semble avoir diminué.

19, *matin.* — T. 38°,8. État moins satisfaisant. Transpirations abondante. Toux plus fréquente. Pansement. On attribue cette aggravation à ce fait que la malade n'a pas voulu rester couchée sur le côté malade. On insiste pour lui faire reprendre cette position qui favorise le drainage du foyer.

Soir. — T. 38°,8. Pansement.

20, *matin.* — T. 37°,7.

Soir. — T. 37°,9.

Amélioration notable. L'œdème cervical a beaucoup diminué. Dysphagie très atténuée.

Les jours suivants, amélioration rapide. Disparition complète de la dysphagie et de l'œdème cervical. La toux persiste mais devient moins fréquente et perd son caractère coqueluchoïde. La fièvre fait presque entièrement défaut. L'appétit reparaît. L'expectoration est abondante, mais sans fétidité.

Ablation du drain médiastinal le 28 octobre.

A partir de cette date, l'état général s'améliore rapidement. La fièvre persiste très légère et ne dépasse jamais 37°,5. L'expectoration reste abondante, mais perd toute fétidité.

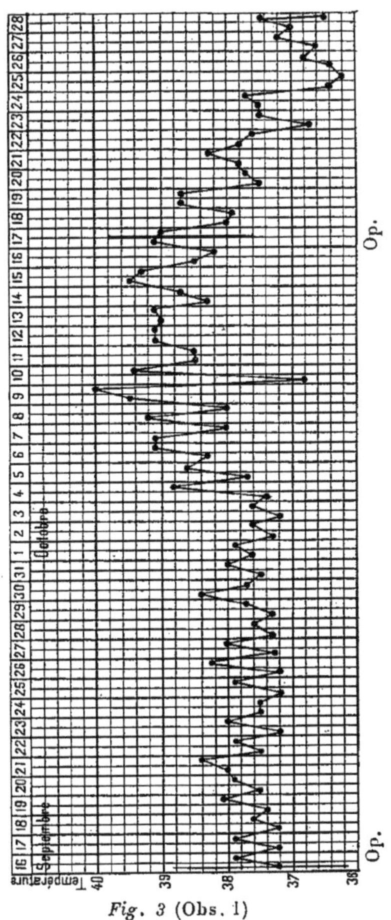

Fig. 3 (Obs. 1)

Le trajet se ferme progressivement.

Une radiographie faite par M. Vaillant (pl. II, 1) montre que le sommet présente une cavité se détachant en clair ; elle est absolument vide : il ne reste autour aucune induration.

Cependant, à deux reprises, (au début de janvier et de février 1907), la malade a une poussée de toux et une légère reprise de la fétidité de l'expectoration qui nécessite une dilation du trajet à la laminaire.

Saison à Arcachon au printemps de 1907.

Il persiste un léger pertuis fistuleux mettant en communication le poumon et l'extérieur.

Ce trajet persiste en février 1910. Il existe vraisemblablement une cavité recouverte d'épithélium comme le fait présumer la radiographie; mais le sifflement produit par le passage de l'air dans la fistule rend toute auscultation impossible.

Observation II (M. Gosset). — *Gangrène de la partie moyenne du poumon droit. Pneumonie. Plèvre libre. Guérison.*

Mme P..., âgée de 50 ans, est depuis plusieurs années fatiguée, pâle, amaigrie, sans cause appréciable et sans lésion d'organe apparente.

En septembre 1908, elle ressent *brusquement*, au milieu de la journée, une *douleur* d'une *acuité très grande*, dans le *côté droit* du *thorax*, et, quelques heures après, un *grand frisson* avec forte ascension thermique; la fièvre ne dure pas, et malgré ce début brutal, la malade vaque à ses occupations, tout en éprouvant une grande lassitude.

La douleur thoracique persiste sans autres signes fonctionnels; mais les symptômes d'un état infectieux s'accusent.

Le premier médecin qui voit Mme P... pense à une pneumonie qu'il ne trouve pas, puis à une fièvre typhoïde, et on ne relève aucun signe.

L'amaigrissement et l'asthénie s'accentuant, on croit à la possibilité d'une tuberculose, dont on ne peut du reste préciser la localisation.

M. Bruhl a l'occasion d'examiner la malade, fin octobre, à son retour à Paris.

Il est frappé de son mauvais état général ; son amaigrissement est extrême, l'asthénie des plus marquées. L'anorexie est complète. De temps en temps on note une petite toux sèche et quinteuse. La température est des plus irrégulières, en général modérée, aux environs de 38° et, de temps en temps, surviennent de véritables accès de fièvre intermittente avec 40°, accès suivis de sueurs profuses.

La langue est sale, l'haleine fétide.

M. Bruhl constate une très légère submatité au sommet droit et à ce moment le diagnostic de tuberculose pulmonaire lui paraît le plus probable, malgré la disproportion flagrante entre l'état général et l'état local.

Du reste, les signes fonctionnels s'accusent, la toux devient plus fréquente, avec des quintes extrêmement violentes et prolongées, parfois coqueluchoïdes, suivies d'une expectoration muqueuse, puis mucopurulente.

Vers le milieu de novembre, après des examens prolongés, M. Bruhl est frappé d'une légère matité voisine de la région du hile du poumon droit; en cette zone, la respiration est rude, soufflante, sans râles, mais avec une bronchophonie manifeste.

Ayant assisté un jour à une de ces quintes de toux, il est frappé de la fétidité de l'haleine, et la possibilité d'un processus gangréneux dans la région malade lui vient à l'esprit.

Les signes de sphacèle se montrent et augmentent de jour en jour, en même temps que l'état général décline; le diagnostic de sphacèle s'impose.

Une radiographie faite par M. Béclère montre, entre les 6e et 8e côtes droites, vers l'angle de l'omoplate, une ombre des plus manifestes.

Muni de ces renseignements, M. Bruhl prie M. Gosset de vouloir bien intervenir chirurgicalement.

Opération, le 5 *décembre* 1908. — Aides : Desmarets, Pascalis. M. Boureau donne le chloroforme.

La malade est couchée sur le côté gauche, le thorax relevé par des coussins. Le chloroforme est donné très légèrement.

Taille d'un grand lambeau à convexité inférieure; on le récline rapidement et les 6e, 7e et 8e côtes sont mises à nu. Elles sont dépériostées à la rugine et réséquées sur une longueur de 5 à 6 centimètres depuis leur angle postérieur. Il n'existe manifestement aucune adhérence. On fait au bistouri une petite ponction de la plèvre pariétale et l'air pénètre lentement dans la plèvre. La malade supporte très bien le pneumothorax. Dès qu'il est complet, on agrandit l'ouverture pleurale et l'on protège la cavité pleurale avec des compresses pour empêcher le brassage de l'air dans la cavité. On saisit alors le poumon avec deux pinces en cœur pour l'explorer et se rendre un compte exact des lésions. Extérieurement le poumon paraît absolument sain. Il a sa coloration et sa consistance normales. Cependant, en un point, on sent nettement une induration profonde. Cette région est amenée au contact de la paroi et, le poumon étant maintenu par les deux pinces et la plèvre protégée par des compresses, on ponctionne le foyer présumé avec une aiguille fine. Deux ponctions sont blanches ; la troisième ne laisse sourdre aucun liquide, mais l'aiguille présente une odeur gangréneuse caractéristique. Cette partie du poumon est alors suturée à la paroi au catgut, on fait des points en U assez rapprochés, qui prennent : d'un côté, la plèvre pariétale et sa doublure aponévrotique et musculaire ; du côté du poumon, une bonne épaisseur de parenchyme. Les sutures sont alors protégées par des compresses bien tassées.

On incise le poumon au bistouri, et l'on ouvre la cavité qui est à 2 centimètres de profondeur. Le tissu pulmonaire incisé est un peu induré et saigne très peu. La cavité a le volume d'une grosse noix et contient un liquide épais, noirâtre, horriblement fédide. On y met un gros drain et des mèches.

Pansement. Durée de l'opération 27 minutes. Quantité de chloroforme 28 cc.

Suites opératoires. — Après l'opération, la malade est assez shokée. Huile camphrée. Quelques vomissements.

10 *décembre* (5 jours après l'opération). — Le pansement est peu souillé. On pense que le drain est bouché. On fait un petit lavage à l'eau oxygénée à l'entrée du drain pour le déboucher, sans aucune pression. A la fin du lavage (1/4 de litre), la malade devient tout à coup asphyxique, elle est littéralement bleue et inanimée, a les pupilles largement dilatées ; on la met immédiatement dans le décubitus dorsal, la tête basse (elle était assise pendant le pansement). Respiration artificielle, huile camphrée, éther. La malade se remet de cette alerte.

11. — On essaie un nouveau petit lavage, car on est bien persuadé que la caverne ne communique pas avec les bronches. Les accidents, dès les premières gouttes cette fois, se reproduisent avec la même gravité.

12. — A partir de ce jour on fait passer dans la plaie, 10 litres d'oxygène chaque matin, et l'on injecte chaque jour dix centimètres cubes d'huile camphrée.

13. — Jusqu'à ce jour, la température est restée élevée ; la malade rend à peine quelques crachats muqueux, mais fétides ; elle ne tousse pas et le pansement est peu souillé. Ablation des mèches.

Du 13 au 14. — T., entre 35°,6 et 38°,2 (axillaire). P. 130.

15 *décembre.* — Devant les phénomènes de rétention, on enlève le drain et on désunit complétement le lambeau.

16. — Injection sous-cutanée de 10 centimètres cubes d'électargol.

17. — Élimination d'un fragment gangréné gros comme le poing, noir, d'une fétidité épouvantable.

Opération
Pansement
Ablation des mèches
Electrargol
Se lève
P T
120 39
100 38
80 37
60 36
40 35
Décembre 1909
Janvier 1910

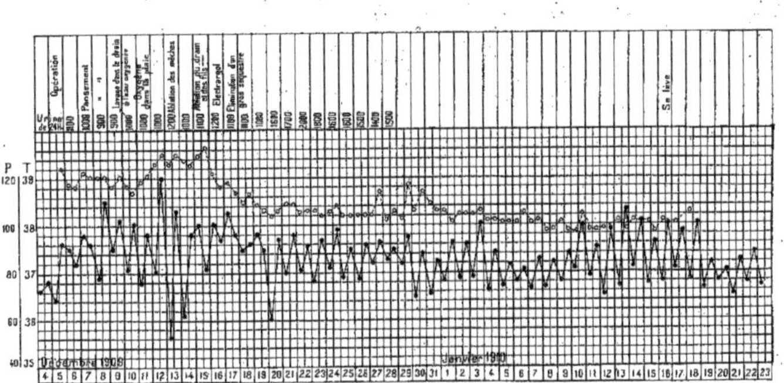

Fig. 4 (Obs. 2)

Après cette élimination la température tombe très vite et ne dépasse plus 38°. Depuis ce jour on retire à chaque pansement pendant 15 jours des fragments de parenchyme pulmonaire sphacélés. Certains sont gros comme des noix.

Fin de décembre. — La malade tousse par quinte; toux sèche, crachats fétides mais beaucoup moins abondants.

3 *janvier* 1909. — Phénomènes de rétention. On continue l'oxygène; mais on ne retire plus aucun débris pulmonaire.

12. — Nouvelle période de rétention, mais de courte duré. La plaie est en bonne voie de cicatrisation.

La malade se lève le 16 janvier.

Elle sort pour la première fois dans les premiers jours de février mais porte une petite fistulette.

Fin février 1910, elle est complètement guérie.

Depuis un an (février 1910) la malade a engraissé de six livres et son état de santé est florissant. Elle a repris ses occupations comme par le passé. Il ne reste aucun trouble fonctionnel thoracique, ni toux, ni dyspnée, ni expectoration et, choses surprenante, les signes stéthoscopiques sont à peu près nuls : on entend le murmure vésiculaire et *c'est à peine* si on retrouve au foyer cicatriciel des signes d'induration.

M. Beclère a bien voulu refaire la radiographie et l'examen radioscopique. Ce dernier montre que le poumon a retrouvé son jeu normal; les culs-de-sac costo-diaphragmatiques ont leur amplitude normal, le poumon est transparent dans sa totalité par l'éclairage postérieur; l'éclairage inverse fait voir une légère opacité diffuse au niveau du foyer, en rapport sans doute avec des adhérences pleurales. Mais il n'existe nulle part de bandes fibreuses cloisonnant le poumon (1).

(1) Nous tenons à remercier M. BRUHL qui a pris la peine de rédiger lui-même l'histoire clinique de sa malade, et M. BÉCLÈRE qui a si gracieusement mis à notre disposition les deux radiographie que noüs reproduisons.

Dans les tableaux qui suivent nous n'avons résumé que des cas de gangrène pulmonaire aiguë, autant qu'il nous a été possible de les distinguer des abcès ou des suppurations chroniques. Nous avons cru inutile de reproduire les 72 observations bien connues consignées par M. Tuffier dans sa *Chirurgie du poumon.*

Nous avons aussi éléminé certains cas étiquetés gangrènes et qui étaient de l'actinomycose, par exemple le cas de Schlechtendahl (262).

I. — Gangrènes pulmonaires Pneumotomie. Guérison

Nº	AUTEURS	AGE SEXE	ETIOLOGIE DÉBUT	DIAGNOSTIC	SYMPTOMES	PLÈVRE	OPÉRATION	SUITES OPÉRATOIRES	GUÉRISON OPÉRATOIRE	RÉSULTAT TARDIF
3	ADLER *Soc. méd. de Berlin*, 1908, 22 juillet.	H 42 ans		Gangrène du poumon gauche.	Etat infectieux grave. S. cavitaires? entre 5e et 8e c. g. Râles dans tout le P. D. *Radiographie* confirme siège à g...	adhérente	*Mai* 1908. — Résection de 2 côtes. Incision au thermo-Ouverture. Drainage.	Le lendemain élimination de 2 gros fragments pulmonaires sphacélés.	Complète.	Guérison constatée 7 semaines après.
4	BAZY In Thèse DISSER, Paris, 1904, p. 40.			Gangrène pulm. droite.	S. cavitaires P. D. *Ponction négative*.	adhérente	29 *octobre* 1899. — Résection d'une côte. On ouvre une petite cavité, puis une seconde beaucoup plus grande (0m10×0m12) pleine de pus. Drainage.	Simples	Complète.	Guérison constatée 6 mois après.
5	BAZY Thèse DISSER, Paris, 1904, p. 41.	H 26 ans	Pneumonie, 2 mois 1/2	Gangrène base droite.	Vomique, puis S. cavitaires, à l'angle omo-pl. dr.	adhérente	Résection de 2 côtes. On ouvre une grosse caverne. Drainage.	Amélioration rapide, puis phénom. de rétention dus à régénération des côtes. Nouvelle résection costale. Drainage pend. 6 mois.	Guérison avec fistule.	Fistule fermée depuis 18 mois.
6	BERNOT *Wien. klin. Rundschau*, 1900, p. 894.	H	Pneumonie, 1 an 1/2	On a porté le D. d'empyème ; c'est une gangrène.	S. cavitaires. Hémoptysies considérables. *Ponction négative*.	empyème	10 *avril* 1898. — *Nombreuses ponctions* avant d'avoir un résultat positif. En ce point résection d'une côte. On vide un empyème. 20 *juin* — Nouvelle résection costale, *ponction positive*. On se guide sur aiguille pour ouvrir une énorme cavité.	Après 1re opér. nombreuses hémoptysies, état grave. Se remet, mais garde fistule et s. cavitaires nécessitant 2e opér. Après celle-ci, hémoptysies.	Fistule pendant 1 mois.	Guérison complète.
8	BESSEL-HAGEN *Centralbl. f. Chir.*, 1907, p. 83.	F 5 ans	Contusion et Pneumonie, 4 semaines.	Gangrène pulm.		adhérente(?)	Résection d'une côte. On ouvre à 0m03 de profondeur une cavité renfermant du pus fétide, et grosse escharre (0m05 de long).		G. en 7 semaines.	Guérison constatée par auscult. et radiogr. 5 ans après.
8	BONNEAU *Paris chirurgical*, nov. 1909, p. 1037.	F 26 ans	Infection puerpér.	Gangrène pulm. base gauche.	Dyspnée intense. État très grave. Pas de signes cavitaires.	adhérente	3 *août* 1907. — Résection de 2 côtes. A 0m08 de profondeur, *ponction positive*. Ouvert. d'une petite cavité (mandarine). Drainage.	Amélioration rapide.	Guérison en 1 mois 1/2.	
9	BÜDINGER *Münch. med. Wochens.*, 1904, nº 42.		Corps étranger (épi de graminée).	Gangrène pulm.	Signes cavitaires.	empyème	Résection de 3 côtes. Ouvert. d'un empyème, puis d'une grosse caverne. Escharre grosse comme le poing, avec corps étranger.	Amélioration lente.	Guérison.	
10	COHEN Inaug. Dissert., Freiburg. i. *B*, 1903.	H 9 ans	Corps étranger (épi de blé), 4 ans.	Gangrène pulm. base gauche.	Signes cavitaires après vomique. Position ventrale facilite évacuation de la caverne.	adhérences peu solides	22 *janvier* 1906. — Résection de 3 côtes. Suture pleurale. 14 *février*. — Incision du poumon au thermo. On ne trouve pas la cavité.	Après la 1re op. on a fait inutilement de nomb. *ponct*. Devant l'élévation thermique (39°5) on incise le poumon. Le foyer s'ouvre dans le trajet.	Guérison en 7 semaines, fistule.	Revu avec sclérose pulm. et ectasies bronchiques.

I. — Gangrènes pulmonaires. Pneumotomie. Guérison. (*Suite*)

N°	AUTEURS	AGE SEXE	ETIOLOGIE DÉBUT	DIAGNOSTIC	SYMPTOMES	PLÈVRE	OPÉRATION	SUITES OPÉRATOIRES	GUÉRISON OPÉRATOIRE	RÉSULTAT TARDIF
11	DAYOT Th. GUIBOURG, Paris, *1908*.	F 33 ans	Grippe, 18 mois.	Hésit. entre tubercul., pleurésie purulente, gangrène.	Signes cavit. *1re radiogr.* fait penser à tub.; *2e radiogr.* indique foyer très net.	quelques adhérences.	16 *octobre* 1901. — Résection de 5 côtes. Ouvert. pleurale, poumon fixé et ouvert, dur, cav. à 0m04 de profondeur.	Simples.	G. complète (2 mois).	Guérison complète 18 mois après.
12	DELBET *Soc. chir.*, juillet 1905.	H 38 ans		Au début f. typh., puis gangr. pulm. de la base; elle était beaucoup plus haut.	Etat général très grave, vomique. Signes cavit. (?)	adhérences au niveau du foyer.	Résection costale au niveau du foyer d'auscultation. Plèvre mobile. Le foyer est ouvert 5 côtes plus haut. Drainage.		Complète.	Guér. constatée 5 ans après.
13	DELAGÉNIÈRE Th. DELACOUR, Paris, 1906, p. 77.	F 6 ans	Corps étranger, 1 mois.	Abcès gangréneux, lobe sup. gauche. Un autre occupait la base.	Septicémie. Pas de signes cavit. *Radiogr.* montre corps étrang. et caverne lobe sup. gauche.	libre	1er *décembre* 1904. — Résection de 4 côtes. A l'ouvert. de la plèvre, le poumon ne s'affaisse pas. Ouvert. de deux cavités dont l'une à la base. Drainage pleural et pulmonaire.	Septicémie.	Guérison en 6 semaines.	Complètement guéri (18 mois)
14	DELAGÉNIÈRE *Arch. prov. de Chir.*, 1894.	H 37 ans	Pneumonie, 10 mois.	Pleurésie purulente gauche. Caverne non diagnostiquée.	Pas de signes cavit.	empyème localisé	29 *juillet* 1891. — Résection de 3 côtes, évacuat. de l'empyème. Explorat. fait découvrir une caverne fistulisée à la face infér. du poumon. Ablation d'escharre. Drainage pleural et pulmaire.	Simples.	G. complète en 1 mois.	Guér. maintenue 3 ans.
15	DELAGÉNIÈRE *Ibid.*	F 37 ans	Embolie, 3 semaines.	Abcès fétide ouvert dans la plèvre.	Septicémie. Pas de signes cavit. *Poncl.* : 500 gr. liquide fétide et rougeâtre.	empyème localisé	19 *sept.* 1893. — Résection de 3 côtes. Evacuation d'une pleur. purul. Explorat. permet de reconnaître une caverne ouvert. dans la plèvre.	Amélioration rapide.	G. en 5 semaines, complète.	Guér. maintenue.
16	DELANGLADE Th. FIOLLE, Lyon, 1909, p. 44.	F 59 ans	Primitive, 5 mois 1/2.	Gangrène du lobe supér. droit.	Pas de signes cavit. *Radiog.* ombre occupant 4 côtes. Le centre est très douloureux à la pression.	adhérents	24 *oct.* 1906. — Résection de 2 côtes. *Poncl.* : l'aiguille donne l'impression de pénétrer dans une cav. à 0m04 de prof. On ouvre la cav. (petite). Drain. Mèches. (Chloroforme.)	Simples	Guérison en 3 mois.	Guér. complète depuis 3 ans.
17	DELANGLADE *Ibid.*, p. 48.	H 29 ans	Pneumonie, 2 mois.	Gangrène pulm. gauche.	Vomique. Pas de signes cavit. *Radiosc.* permet seule le diagnostic.	adhérents	19 *oct.* 1907. — Résection de 2 côtes *Poncl. multiples négatives.* On ouvre une 1re cav. *Nouvelle poncl.* encore *négative*. On ouvre une 2e cav. pleine de pus. Drainage. (Chloroforme.)	Infection de la paroi	Guérison en 5 mois.	Revu bien portant. Quelques douleurs. Quelques crachats. Un peu de pleurite (1 an).
18	DUNN (J.-H.) In EISENDRATH, *Philadelph. med. Journal*, 1901, II. p. 843.	F 35 ans	Pneumonie, 2 mois.	Gangrène pulm. base gauche.	Signes cavit. Frissons.	adhérents	Résection de 2 côtes. *Poncl. posit.* Ouvert. Drainage.		G. complète en 9 semaines	
19	Von EISELSBERG In GARRÉ und SULTAN. *Arch. f. klin. Chir.*, 1902, p. 513. (Obs. 29).	H 36 ans	Primitive, 5 semaines.	Gangrène base gauche.	Hémoptysies. Signes cavit.	adhérents	21 *juill.* 1897. — Résection d'une côte. Ouvert. au thermo. Escharres. (Anesthésie locale.	Fétidité disparaît vite	Guérison en 6 semaines.	Pas de fistule, mais signes cavit. persistant.

I. — Gangrènes pulmonaires. Pneumotomie. Guérison. (*Suite*).

N°	AUTEURS	SEXE AGE	ETIOLOGIE DÉBUT	DIAGNOSTIC	SYMPTOMES	PLÈVRE	OPÉRATION	SUITES OPÉRATOIRES	GUERISON OPÉRATOIRE	RÉSULTAT TARDIF
20	Von Eiselsberg *Ibid.* (Obs. 3).	H 28 ans	17 jours.	Gangrène base gauche.	Signes cavit. (?) frissons.		27 *mai* 1898. — Résection d'une côte *Ponct. posit.* Ouvert. (Anesthésie locale).		G. avec fistule	Fistule.
21	Galliard et Picqué. *Soc. méd. des Hôpitaux*, 1909, 29 oct.	H 39 ans	Primitive, 15 jours.	Gangrène pulm. partie moyenne poumon droit.	Pas de signes cavit. *Radiogr.* permet seule de localiser le foyer. En plus, un peu d'ombre au sommet droit. *Ponct négatives.*	adhérente	30 *juin* 1909. — Résection de 2 côtes. Ouvert. du foyer à 0m01 1/2. Drainage. Hémorrag. assez abondante.	Poussée thermique après l'opération, puis amélioration progressive.	Guérison en 3 mois.	Début de tuberculose au sommet droit.
22	Garré in Garré und Sultan. *Arch. f. klin. Chir.* 1902, p. 515. (Obs. 6)	H 10 ans	Bronchite, 1 mois.	Gangrène lobe sup. gauche.	Pas de signes cavit. *Radiogr* ombre nette.	libre	26 *juillet* 1901. — Résection de 3 côtes. *Ponct. posive.* Ouvert. de la caverne. Tamp. après suture pleurale. Foyer ouvt trop haut.	Amélioration rapide. Une gde partie du poumon s'est sphacélé.	Guérison.	
23	Herczel *Wien. med. Presse*, 1900, n° 57, p. 2305.	H 55 ans	Primitive, 1 mois.	Gangrène pulm. sommet droit.	Pas de signes cavit.	adhérences pleurales	27 *octobre* 1899. — Résection de 2 côtes. *Ponct. posit.* Ouvert. à 0m03 de profond. Caverne grosse comme le poing. Éliminat. d'une énorme escharre. Tamp.	Il persiste expectorat. abondante due à recessus non drainé. 27 nov. débridement	G. avec fistule.	
24	Hofmolk *Wien. med. Presse*, 27 nov. 1892. In Eisenchalt, *loc. cit.*	H 32 ans	Pneumonie, 14 jours.	Gangrène pulm.	Pas de signes cavit.	adhérente	Résection d'une côte. 3 *ponct. négatives*. La 4e est positive et pénètre à 2 pouces 1/2. Ouverture.		G. en 3 mois.	
25	Körte *Arch. f. klin. Chir.* t. LXXXV, 1908, p. 37. (Obs. 1).	F 40 ans	Pneumonie, 2 ans 1/2.	Empyème.	Pas de signes cavit.	adhérente	17 *janv.* 1901. — Résection d'une côte, On ouvre une cav. grosse comme une pomme. Escharres. Drainage (Cocaïnisation. Quelques gouttes de chlorof.)	Phénomènes de rétention nécessitant 2e opérat. le 6 *mars* 1901. 7e côte s'est régénérée. Résection de 3 côtes. On ouvre des vaiss. bronchiques. Tamponnement. Le 7. Hémorr. Le 15, hémorr., ligature en masse du point saignant. Le 25, abcès lomb. incis	G. au bout de 5 mois.	Maintenue après 3 ans 7 mois. (Pas de toux).
26	Körte *Ibid.* (Obs. 3).	H 21 ans	Pneumonie. 12 jours.	Gangrène partie moyenne poumon droit.	Pas de signes cavit. *Ponction* (250 cc. liq. pleurét). 6 jrs après *ponct. posit.*	pleurésie	7 *mars* 1901. — Résection d'une côte. Ouvert. et drainage d'une grosse caverne. (Cocaïne. Quelques gouttes chlorof.)	10 jours après, élimination d'une grande escharre.	Guérison en 1 mois.	Guérison complète (3 ans).
27	Körte *Ibid.* (Obs. 4).	H 45 ans	Primitive, 7 semaines.	Gangrène lobe sup. droit.	Hémoptysies. Pas de signes cavit. *Radiogr. positive.*	adhérente	4 *nov.* 1901. — Résection de 3 côtes. Suture pleurale. Ouvert. à 0m01 1/2. (Chlorof.)	Arthrite sterno-clavicul. Rétention nécessitant résect. de l'angle de l'omopl.	Guérison.	Maintenue (plusieurs mois).
28	Körte *Ibid.* (Obs. 6).	H 45 ans	Primitive, 1 mois.	Gangrène lobe inf. droit.	Signes cavit.	quelques adhérences.	20 *août* 1903. — Résection de 2 côtes. Suture pleurale lâche par endroits. Suture d'une compresse. Ouvert. d'une grande caverne. Tamp. (Chlorof.)		G. en 2 mois.	Maintenue après 4 ans. 2 poumons respirent bien.

I. — Gangrènes pulmonaires. Pneumotomie, Guérison (*Suite*)

N°	AUTEURS	AGE SEXE	ÉTIOLOGIE DÉBUT	DIAGNOSTIC	SYMPTOMES	PLÈVRES	OPÉRATION	SUITES OPÉRATOIRES	GUÉRISON OPÉRATOIRE	RÉSULTAT TARDIF
29	KÖRTE *Ibid.* (Obs. 9).	F 65 ans	Embolie, 3 mois.	Gangrène lobe inf. droit.	Crachats hémoptoïques Signes cavit.	libre	7 *mai* 1905. — Résection de 2 côtes. Suture pleurale. Ouvert. d'une grande caverne (1/4 litre pus et sequestres); bronches s'y ouvrent.		G. en 1 mois.	Suivie pendant 2 ans, puis mort par pneunomie et empyème côté opposé.
30	KÖRTE *Ibid.* (Obs. 10).	H 25 ans	Aspir. d'eau 1 mois.	Gangrène aiguë, lobe supérieur droit.	Signes cavit. (?) *Ponct. posit.*	libre	31 *mars* 1906. — Résection de 2 côtes. Suture pleurale. Ouvert. de 2 cavités. Sont réunies en une seule.		G. en 2 mois.	Récidive au bout de 7 ans. On ne trouve pas la collect. Elle s'ouvre spontanément dans le trajet drainé. Guérison constatée (10 mois après 2e op.)
31	KÖRTE *Ibid.* (Obs. 13),	H 34 ans	Aspir. d'eau.	Gangrène base droite.		adhérente	25 *juillet* 1892. — Résection d'une côte. Ouvert. cavité. Drain. (Chlorof.).		Guérison.	
32	KÖRTE *Ibid.* (Obs. 15.	H 33 ans	Pneumonie. 1 mois.	Gangrène lobe supér. droit.		adhérente	9 *janv.* 1899. — Résection de 2 côtes. Ouvert. Plusieurs vaisseaux traversent la cav. ; on les sectionne entre 2 ligatures.		Guérison.	A repris son travail.
33	KÖRTE *Ibid.* (Obs. 16).	H 44 ans	Fluxion de poitrine, 15 jours.	Gangrène pulm. lobe moyen droit.	Pas de signes cavit. *Radiogr. posit.*	libre	26 *nov.* 1902. — Résection de 3 côtes. Suture pleurale. Déchirure de la plèvre. Essai de suture pulm. *Lungenflattern* empêche la suture. Tamp. (Chlorof. — oxygène. Forte pression.)	6 jours après, incision du poumon. Evacuac. d'echarres.	Guérison.	Revu guéri (2 ans).
34	KÖRTE *Ibid* (Obs. 39).	H 41 ans		Gangrène lobe inf. gauche.		empyème	1er *fév.* 1894. — Résection d'une côte. Petit empyème. Ouvert. du foyer (séquestres). (Ether.)		Guérison en 7 semaines.	
35	KÖRTE *Ibid.* (Obs. 40).	enfant 4 ans	Pneumonie.	Gangrène pulm. base droite.		empyème	22 *fév.* 1896. — Résection d'une côte. Empyème. Ouvert. d'un foyer pulmonaire avec fragments gangreneux. (Chlorof.)	Au bout de 15 jours, ouvert. d'une 2e cavité.	Guérison en 8 semaines.	
36	KÖRTE *Ibid.* (Obs. 42).	H 23 ans	Aspir. d'eau.	Gangrène pulm. avec empyème.		adhérente	9 *avril* 1898. — Résection d'une côte. Evacuat. d'un empyème et d'une caverne pulm. (Chlorof.)	Néphrite hémorrhagique.	G. en 4 mois.	
37	KÖRTE *Ibid.* (Obs. 43).	H 36 ans		Empyème.		adhérente au niveau du foyer ; empyème au-dessous.	27 *déc.* 1894. — Résection de 7e côte. Evacuat. d'empyème. 29 *jan.* 1895. — Résection de 5e côte. Ouvert. d'une cav. du lobe sup. gauche. (Ether.)		Guérison en 9 semaines.	
38	KÖRTE *Ibid.* (Obs. 44).	H 39 ans	Bronchite anc. Pneumonie, 18 jours.	Empyème.		empyème	3 *avril* 1897. — Résection d'une côte. Evacuat. d'un empyème gazeux. Au bord postérieur de la base gauche caverne qui est ouverte.		Guérison en 6 semaines.	
39	LEE *In* EISENDRATH, *loc. cit.*	H 34 ans	Pneumonie, 1 mois.	Gangrène lobe inf. droit.	Pas de signes cavit.	adhérente	Résection d'une côte. Evacuat. d'une cav. contenant une grande quantité de liquide et de tissus grangréneux.		G. en 4 mois.	

I. — Gangrènes pulmonaires. Pneumotomie. Guérison (*Suite*)

Nº	AUTEURS	AGE SEXE	ÉTIOLOGIE DÉBUT	DIAGNOSTIC	SYMPTOMES	PLÈVRE	OPÉRATION	SUITES OPÉRATOIRES	GUÉRISON OPÉRATOIRE	RÉSULTAT TARDIF
40	LEJARS *Soc. de Chir.*, 13 mai 1903.	H 27 ans	1 an.	D'abord incert., puis gangrène pulm. droite.	Mauvais état général. Hémoptysies. Pas de signes cavitaires. *Radiogr* incert. Signes cavitaires à la fin.	adhérente	15 *déc.* 1902. — Résection de 2 côtes à 0m05 de profondeur. Ouvert. d'une caverne grosse comme un œuf.		Guérison.	Très bien portant 17 mois plus tard.
41	LEJARS *Ibid.*	H 46 ans	2 ans.	Gangrène pulm. lobe inférieur gauche.	Alternatives de vomiques et crises de rétention. *Radiosc* et signes cliniques concordent.	adhérente	14 *janv.* 1903. — Résection de 2 côtes à 0m04 de profondeur. Cav. mesurant 0m06×0m04.		Guér. Fistule pendant 4 mois.	Guéri sans fistule (depuis un an).
42	LEJARS *ibid.*	H 30 ans	Primitive, 9 mois.	Gangrène au 1/3 supérieur droit.	Crachats sanglants. *Radiogr.* très nette : Centre clair au milieu d'un anneau sombre.	adhérente	13 *janv* 1900. — Résection de 2 côtes. Ouvert. du foyer.		Guérison.	
43	LENHARTZ In KISSLING, *Jahrb. d. Hamb. Staats-krankenanst* Bd. x, 1905-1906. (Obs. 1).	H 49 ans	Primitive, 2 mois.	Gangrène lobe infér. droit.	Pas de S. cavitaires.	pleurésie séreuse	7 *mai* 1897. — Résection de 3 côtes. Plèvre se déchire. Ecoulement pleurésie. 30 *juin.* — Nombreuses *ponctions négatives*. On aperçoit fistule pulmonaire. Ouv. grosse cavité.	Amélioration rapide.	Guérison.	Suivi pendant 2 ans, puis mort de cancer stomacal. Autopsie : on ne voit plus trace de la cavité opérée.
44	LENHARTZ *Ibid.* (Obs. 2).	H 27 ans	Primitive, 4 semaines.	Gangrène base droite.	Hémoptysies. Signes cavit.	libre	23 *mars* 1898. — Résection de 2 côtes. Tamp. 25 *mars.* — Ouverture d'une grosse caverne.	Dès résection, l'expectoration diminue. Températ. persiste.	Guérison en 2 mois.	
45	LENHARTZ *Ibid.* (Obs. 3),	H 47 ans	Gang. pulm., traitée par thoracotom. Récidive.	Gangène lobe supér. droit.		adhérente	31 *mars* 1898. — Résection des côtes 3 et 4 (on avait réséqué 5, 6, 7). Ouv. cav. grosse comme une pomme.		Guérison en 2 mois.	Maintenue.
46	LENHARTZ *Ibid.* (Obs. 4).	H 38 ans	2 mois.	Gangrène lobe sup. g.	Signes cavitaires.	libre	28 *oct.* 1898. — Résection 2e côte. Suture pleurale. Tamp. 3 *nov.* 1898. — Ouverture. Foyer, a 0m11 de long et de large. Tamp.	Temp. et expect. diminuent, puis reprennent. Après ouv., amélioration rap., légère intoxication par iodoforme.	Guérison en 10 semaines.	Radiogr. : transparence parfaite (2 ans 1/2).
47	LENHARTZ *Ibid.* (Obs. 5).	H 43 ans	5 mois.	Gangrène lobe inf. g.	Pas de S. cavitaires.	libre	23 *juin* 1899. — Résection 3 côtes. Suture pleurale. Tamp. (Chlorof.) 5 jours après. Ouv. au thermo. Tamp.	Retention, on met un drain.	Guérison en 2 mois. Garde râles et un peu d'expectoration.	Reprise de crachats purulents. Mort d'abcès cérébral (4 mois).
48	LENHARTZ *Ibid.* (Obs. 6).	H 43 ans		Gangrène lobe inf. droit.	Petites hémoptysies. Signes cavitaires.	libre	4 *juillet* 1900. — Résection de 3 côtes. Suture pleurale. Déchirure. Pneumothorax partiel. 7 *juillet.* — Au moment d'ouvrir, syncope.	Avait eu des syncopes à chaque changement de pansement. Se remet de la sync. Opérat. deux jours après. Ouv. de la collection dans le trajet. Expectoration diminue mais hémoptysie.	Guérison en 6 mois.	Guérison complète maintenue.

I. — Gangrènes pulmonaires. Pneumotomie. Guérison (*Suite*).

N°	AUTEURS	AGE SEXE	ÉTIOLOGIE DÉBUT	DIAGNOSTIC	SYMPTOMES	PLÈVRE	OPÉRATION	SUITES OPÉRATOIRES	GUÉRISON OPÉRATOIRE	RÉSULTAT TARDIF
49	LENHARTZ *Ibid.* (Obs. 7),	H 20 ans	Pleurésie purulente ancienne.	Gangrène, lobe inf. gauche.	Vomiques. Signes cavitaires	libre	14 *oct.* 1899. — Résection de 3 côtes. 6 jours après *ponct. positive*. Ouvert. foyer.	Après 1re opér. palp. fait tousser le malade. Poumon en ce point est immobile. Après ouv. fièvre persiste 3 sem.	Guérison avec fistule.	Guérison sans fistule après 2 interventions pour la fermer. Maintenue depuis 1 an.
50	LENHARTZ *Ibid*: (Obs. 8).	H 32 ans	Primitive, plus. mois.	Gangrène lobe inf. dr.	S. cavitaires.	libre ?	13 *déc.* 1900. — Résection de 2 côtes. 2 jours après ouverture. Tamp.	Phén. de rétention. Débridement. Fièvre pendant longtemps.	Guérison en 3 mois sans fistule.	
51	LENHARTZ *Ibid.* (Obs. 9).	H 39 ans	Primitive, 5 mois.	Gangrène lobe inf. droit.	S. cavitaires. *Radiogr.* concorde.		19 *juillet.* 1901. — Résect. de 2 côtes. 2 jours après ouverture d'une grosse cav. cont. 80 gr. de tissus sphacélés.	Expect. tombe de 300 à 500 cc. en quelques jours.	Guérison avec fistule.	Maintenue.
52	LENHARTZ *Ibid.* (Obs. 10).	H 61 ans	Primitive, 3 semaines.	Gangrène base gauche.	Pas de signes cavit.	adhérente	4 *août* 1901. — Résection d'une côte. Ouv. Tamp.	Drainage insuffisant, débridement.	Guérison en 10 semaines.	Constatée à la *radiogr.* Complète.
53	LENHARTZ *Ibid.* (Obs. 11).	H 34 ans	Primitive, 3 mois.		Hémoptysies. Auscult. ne peut localiser les lésions *Radiosc.* et *Radiogr.* le permettent.	libre	4 *septembre* 1901. — Résection de 2 côtes. Suture pleurale. Tamp. 17 *sept.* 1901. — Ouv. de cav.	3 jours après pneumoth. partiel. Poumon affaissé. Etat aggravé. Après ouv., amélioration rapide.	Guérison en 66 jours.	Constatée à la *radiogr.* Complète.
54	LENHARTZ *Ibid.* (Obs. 12).	H 43 ans		Gangrène lobe inf. droit.	Pas de signe cavitaires *Radiogr.* ombre très nette. On attend fibres élastiques dans expectoration.		1er *octobre* 1901. — Résection d'une côte. Plèvre déchirée sur grande étendue. 2 jours après incision du poumon. Foyer non trouvé.	Ouv. spontanée de foyer. Suites longues.	Guérison sans fistule.	
55	LENHARTZ *Ibid.* (Obs. 13).	H 52 ans	Primitive, 5 semaines.	Gangrène lobe sup. droit.	Pas de signes cavitaires.	adhérente	13 *janvier* 1902. — Résection de 3 côtes. Ouv. de cav. avec une pince. Evacuation de 3 grands blocs de poumon sphacélé $0^m11 \times 0^m6 \times 4$ et $0^m9 \times 0^m7 \times 0^m6$) (Chlorof.)	Hémoptysie Elimin. d'un 4e bloc sphacélé. Légère intoxication iodoformée.	Guérison en 10 semaines.	Maintenue 18 mois.
56	LENHARTZ *Ibid.* (Obs. 14).	H 39 ans	5 semaines.	Gangrène lobe inf. dr. Hépatisation périphérique étendue.	Pas de signes cavitaires 1re *Radiogr.* imprécise; 2e *Radiogr.* très nette, rectifie les données stéthosc.	adhérente	8 *fév.* 1902. — Résection de 2 côtes. Suture pleurale. Tamp. Quelques jours après, incision du P. On ne trouve pas la caverne.	Le 18 fév., foyer se vide dans région drainée.	Guérison en 2 mois.	Maintenue. Confirmée par *radiographie*.

I. — **Gangrènes pulmonaires. Pneumotomie Guérison** (*Suite*)

Nº	AUTEURS	AGE SEXE	ÉTIOLOGIE DÉBUT	DIAGNOSTIC	SYMPTOMES	PLÈVRE	OPÉRATION	SUITES OPÉRATOIRES	GUÉRISON OPÉRATOIRE	RÉSULTAT TARDIF
57	LENHARTZ *Ibid.* (Obs. 15).	H 44 ans	C. étranger.	Gangrène lobe inf. g.	Signes cavitaires. *Radiogr.* foyer un peu plus bas.	libre?	21 *fév.* 1902. — Résection de 3 côtes Tamp. 2 jours après ouv., mais pas de corps étranger.	Au cours des pansements on voit au fond de la plaie une fistule; elle conduit dans foyer voisin; elle est débridée Mauvais état gén. C. étranger est localisé toujours à même place jusqu'au 14 août. Plus essais d'abl. du c. étranger. Temp. ne baisse que lorsqu'il sort.	Guérison en 11 mois.	
58	LENHARTZ *Ibid.* (Obs. 16).	H 52 ans	Broncho-pneumonie.	Gangrène lobe inf. droit.	Pas de S. cavitaires.	libre	10 *mai* 1902. — Résection de 2 côtes. 4 jours après on veut ouvrir : toux pneumothorax. Harponage du P. et suture.	Amélioration sans qu'on ait ouv. le foyer.	Guérison en 10 semaines.	
59	LENHARTZ *Ibid.* (Obs. 17).	H 34 ans	Absorption d'eau, 7 mois.	Gangrène, lobe inf. droit.	S. cavitaires? *Radiosc. Radiogr.* très nettes.	adhérente	3 *mai* 1902. — Résection de 3 côtes. 2 jours après on ouvre caverne 0m09 de prof. (14 depuis paroi). Hémorragie. Tamp.	Elévation thermique, puis suites normales.	Guérison en 76 jours.	Confirmé par *radiog.* (1 an).
60	LENHARTZ *Ibid.* (Obs. 18).	H 35 ans	Pneumonie, 11 jours.	Gangrène lobe inf. droit.	État grave. Pas de S. cavitaires.	adhérente	30 *mai* 1902. Résection 3 cotes (Schleich.) 2 jours après on ouvre 2 grosses cavernes contenant de gros blocs gangréneux et plus petit). On réunit les cavernes.	Temp. reste élevée jusqu'à élimin. d'un nouveau bloc sphacélé.	Guérison en 4 mois. *Radiosc.* Le diaphragme est maintenu élevé.	Constatée 3 ans après.
61	LENHARTZ *Ibid.* (Obs. 19).	H 42 ans	Primitive.	Gangrène base droite.	S. cavitaires. *Radiogr.* foyer sup. très net.; opacité à la base.	libre	27 *mai* 1902. — Résection de 3 côtes. Déchirure pleurale. Pneumothorax partiel. Tamp. 2 jours après, pas d'adhérences. On fait une suture pleurale. Incision. Hémorragie.	Un *examen radiogr.* montre la présence d'une caverne non drainée. Étant donné bon état général on attend. Le foyer s'ouvre de lui même.	Guérison en 20 jours.	
62	LENHARTZ *Ibid.* (Obs. 20).	H 36 ans	1 mois.	Gangrène lobe sup. droit.	S. cavitaires (?)	adhérente en partie	Résection de 2 côtes. Suture pleurale. Tamp. Incision du P. mais hémorragie abondante. Quelques jours plus tard nouvel essai. *Ponction positive* sert de guide pour ouvrir caverne à 0m 22 de profond.	Emphysème sous-cutané.	Guérison en 103 jours.	
63	LENHARTZ *Ibid.* (Obs. 21).	H 56 ans	Primitive, 3 semaines.	Gangrène lobe sup. droit.	Etat grave. S. cavitaires. *Radiogr.* et *radiosc.*, très nettes.	libre	2 *juillet* 1902. — Résection 3 côtes sans anesthésie, tamp. 2 jours après inc. du P. au thermo en croix. Ligature de 2 grosses artères. *Ponct. positive.* Ouv. de 2 foyers à 0m 8 de profond.	Fétidité ne disparait qu'après incision de cloison séparant les deux cavités.	Guérison en 3 mois. Un peu d'opacité à la *radiogr.*	
64	LENHARTZ *Ibid.* (Obs. 22).	H 40 ans	Primitive (?) 3 semaines.	Hésite entre pleurésie purulente et Gangrène ouverte dans la plèvre.	Palp. doul. Pas de S. cav. *Ponct. positive.* *Radiogr.* et *Radiosc.* éliminent abcès s. phrén. auquel on pensait.	pyopneumothorax partiel	4 *octobre* 1902. — Résection d'une côte. Evacuation de l'empyème. On voit au milieu de la cavité la fistule qui conduit à la cavité pulmonaire. Séquestre.	37 jours après opérat. rétention. On ouvre la cavité nouv. En *mai* on ouvre une 4e cav. (reconnue par *radiosc*).	Guérison en 11 mois. (depuis 1er op).	

I. — Gangrènes pulmonaires. Pneumotomie. Guérison (*Suite*)

N°	AUTEURS	AGE SEXE	ÉTIOLOGIE DÉBUT	DIAGNOSTIC	SYMPTOMES	PLÈVRE	OPÉRATION	SUITES OPÉRATOITES	GUÉRIS ON OPÉRATOIRE	RÉSULTAT TARDIF
65	LENHARTZ *Ibid.* (Obs. 23).	H 23 ans	Primitive, 16 jours.	Gangrène, lobe infér. g.	Pas de S. cavitaires. *Radiosc.* foyer déborde ombre cardiaque.	libre	28 *février* 1903. — Résection de 2 côtes, tamp. 3 jours après, ouv. du foyer à $0^{m}02$ prof. et d'un 2e à $0^{m}09$.		Guérison en 5 mois.	Revu guéri (2 ans).
66	LENHARTZ *Ibid* (Obs. 24).	H 39 ans	Absorption d'eau, 3 mois.	Gangrène, lobe sup. poumon droit.	Vomique. Pas de signes précis d'auscultation. *Radiogr.* permet seule le D.	adhérente	26 *mai* 1903. — Résect. de 2 côtes. Inc. au thermo en croix Ouv. de cav. $0^{m}02$, ou $0^{m}03$.	Température, fétidité, persistent. 3 j. après, examen *radiosc.* : il exist. encore un foyer; ou l'ouvre à 5 ct. de profondeur. *Radiosc.*: il y a un foyer encore ds le lobe sup.; on l'ouvre. Temp. encore élevée. *Radiosc.* montre un 4e foyer. il est ouvert.	Guérison avec fistule, on opère le fistule 2 fois. Guérison complète en 14 mois 1/2.	Guérison complète.
67	LENHARTZ *Ibid.* (Obs. 25).	H 48 ans		Gangrène, lobe sup. g.	Signes cavitaires. *Radiogr.* concorde.	adhérente	18 *avril* 1903. — Résection de 2 côtes. Cavité à $0^{m}14$ de profondeur.	Accès fébriles Hémoptysies.	Guérison en 7 mois.	Il persiste une ombre légère à la radiose (adhérences).
68	LENHARTZ *Ibid.*)Obs. 26).	F 9 ans	4 mois.	Gangrène, lobe sup. dr.	Pas de S. cavitaires. *Radiogr.* : ombre diffuse, plus noire au centre.	adhérente	26 *juin* 1903. — Résection de 2 côtes. Ouv. d'une caverne à $0^{m}02$ 1/2 de prof. mais hém. abondante empêche d'ouvrir largement la cav. dont le fond est à $0^{m}09$ 1/2.		Guérison en 68 jours.	Il persiste une ombre (ad. pleurale ?). A récidivé. cf. n° LXXIV.
69	LENHARTZ *Ibid.* (Obs. 28).	H 32 ans	6 mois.	Gangrène, partie moyenne du P. G.	Pas de S. cavitaires. *Radiogr.* et *Radiosc.* *négatives* = foyer derrière la cour.	libre	3 *août* 1903. — Résection de 3 côtes. 2 jours après, ouv. de caverne	Débridement ultérieur.	Guérison en 5 mois.	
70	LENHARTZ *Ibid.* (Obs. 29.	H 36 ans		Gangrène sommet droit.	S. cavitaires. *Radiogr.*, centre clair avec anneau sombre	adhérente	10 *octobre* 1903. — Résection de 2 côtes. Ouvert. de cav. grosse comme poing d'enfant à $0^{m}03$ prof.		Guérison en 2 mois 1/2.	Transp. parfaite aux rayons X.
71	LENHARTZ *Ibid.* (Obs. 30).	H 14 ans	3 sem.	Pyopneumo-thorax ou gangrène pulm.	S. de pyopneumo-thorax.	pyopneumoth	17 *octobre* 1903. — Ouverture de la collection pleurale par résect. costale. On cherche à peine le foyer pulmon. Drainage.	Cavité pulm. s'ouvre spontanément.	Guérison en 54 jours.	
72	LENHARTZ *Ibid.* (Obs. 31).	H 46 ans	Opéré huit ans auparavant de gangr. pulm. ou d'abcès s. phrén	Gangrène, lobe sup. dr.	Etat grave, cyanose très intense. Pas de S. cavit. *Radiogr.*, partie claire dans anneau sombre.	adhérente	21 *décembre* 1903. — Résection de 3 côtes. Inc. en croix de la caverne. Elimination de bloc gangréné.		Guérison en 67 jours.	Un peu d'ombre aux Rayons X (adh. pleur.)
73	LENHARTZ *Ibid.* (Obs 32).	H 30 ans			Pas de S. cavitaires. *Radiogr.* ombres nettes, 2 foyers dont un est un C. étranger.		*Du 12 avril au 2 nov.* 1904. — On intervient 4 fois et on résèque 6 côtes. On ouvre 4 cavernes et on retire un corps cartilagineux. (Broncholythe).	Fièvre élevée. Hémoptisie La *Radiosc.* a guidé chaque fois pour la recherche du foyer.	Guérison avec fistule.	Guérison sans fistule (11 mois depuis 1re opération).

I. — Gangrènes pulmonaires. Pneumotomie. Guérison (*Suite*)

N°	AUTEURS	AGE SEXE	ETIOLOGIE DÉBUT	DIAGNOSTIC	SYMPTOMES	PLÈVRE	OPÉRATION	SUITES OPÉRATOIRES	GUÉRISON OPÉRATOIRE	RÉSULTAT TARDIF
74	LENHARTZ *Ibid.* (Obs. 33).	F 9 ans	Récidive après 4 m. 1/2 Cf. obs. 26 de Lenhartz.	Gangrène lobe sup. dr. récidivée, sclérose pulm.	La toux a repris au bout d'un mois. Fistule secrète beaucoup. *Radiogr.* Tout le lobe sup est dans l'ombre	adhérente	16 *avril* 1904. — Résection de 2 côtes. (Mauv. anesth.) 2 jours après, ouv. cav. grosse comme un œuf de pigeon.	On ouvre un recessus.	Guérison en 4 mois.	
75	LENHARTZ *Ibid.* (Obs. 34).	H 33 ans	Pneumonie, 27 jours.	Gangrène lobe inf. gauche.	Pas de S. cavitaires *Radiogr.*, ombre se confond en dedans avec celle du cœur.	empyème enkysté.	3 *août* 1904. — Résection de 2 côtes. On tombe sur empyème. Le *14 octobre*, on ouvre une caverne de la base gauche.	Amélioration après 1re op., puis radiogr. montre le foyer, Le P. après 2e op. est transparent complètement.	Guérison en 3 mois, un peu de souffle	
76	LENHARTZ *Ibid.* (Obs. 35).	H 27 ans	Primitive (?) 1 mois.	Gangrène lobe inf. dr.	Pas de S. cavitaires. *Radiogr.* = Cavité claire au milieu zone sombre. Palp. doul.	libre (?)	31 *août* 1904. — Résection 3 côtes. 2 jours après, ouv. du poumon. La caverne est à 0m12 de profond ; son fond est à 0m18.		Guérison en 61 jours.	
77	LENHARTZ *Ibid.* (Obs. 36).	F 9 ans 1/2	Primitive, 3 semaines.	Empyèmes. *C'est* une gangrène du l. moy. dr. Ouverte spont.	S. d'épanchement pleural.	pleurésie	Résection costale. Evacuat. de pleurésie. Quelques jours après, on voit dans la plaie une fistule. On résèque alors 3 côtes, ouv. du foyer.	Pyohémie.	Guérison en 167 jours. (après 1re opération).	
78	LENHARTZ *Ibid.* (Obs. 37).	H 29 ans	Pneumonie. 24 jours.	Pneumonie avec pleurésie. *C'est* une gangrène du lobe inf. g.	S. de pneumonie avec pleurésie liquide séreux à la fonction.	empyème	26 *janvier* 1905. — Résection de 2 côtes. Evacuat. empyème. On trouve fistule pleuro-bronchique. Débridement.	Amélioration rapide.	Guérison en 68 jours.	
79	LENHARTZ *Ibid.* (Obs. 38).	H 33 ans	Pneumonie.	Gangrène lobe moyen dr. avec double pneumonie.	Pas de S. cavitaires. *Radiogr.*, base dans l'ombre, foyer à partie moyenne.	libre	Résection de 2 côtes. Déchirure de la plèvre. Suture. Ouverture d'une grosse cavité et de 2 petites. Grosse hémorr. Tamp		Guér. Il persiste un peu d'obsc., mais mobil. norm.	
80	LENHARTZ *Ibid.* (Obs. 39).	H 35 ans	Congestion pulm. (?).	Gangrène du lobe inf. droit.	Pas de S. cavitaires (?) *Radiogr.* très nette.	adhérente	11 *mars* 1905. — Résection de 3 côtes. Ouverture immédiate. Fond à 0m15 de profond.	C. longue à se fermer.	Guérison en 6 semaines.	
81	LOP *Bul. Soc. Chir.*, 1908, p. 1080.	H 30 ans	Pneumonie.		Tuméfaction du 1er esp. intercost dr.	adhérente	Incision du 1er espace I. C. Flot de pus et de tissus sphacélés.		Guérison.	
82	LOTHEISSEN *Wien. med. Wochens* 1907, n° 20, p. 893	F 33 ans		Gangrène pulm. droite.	Etat très grave.	adhérente	Résection de plusieurs côtes Ouv. d'une gr. cav. Une pet. cav. voisine est ouv. ensuite.		Guérison.	
83	LOTHEISSEN *Ibid.*	H		Gangrène du lobe inf. droit.		adhérente	Résection de 4 côtes. Ouvert. Tamp.	Amélioration rapide.	Guérison.	
84	MARTIN *In* EISENDRATH (*loc. cit*).	F 14 ans	Pneumonie.	Gangrène base, du poumon dr.	Signes cavit (?)	adhérente	Résection d'une côte. Evacua- d'un empyème enkysté, puis d'une cav. pulmon.	Amélioration lente.	Guérison.	
85	MAYO (W.-J. et C.-H.) *St-Mary's Hospital Report*, 1901. *In* EISENDRATH.	H 42 ans	Pneumonie, 3 mois.	Gangrène pulm.	Signes physiques et *Rayon X* n'arrivent pas à localiser le foyer.	libre	Résection costale. Suture pleur. 5 jours après, ouvert. cavit. gangréneuse.		Guérison.	
86	MEAKIN *British Med. Journal*, 1896, vol. 11, p. 747.	H 37 ans	Pneumonie.	Gangrène base, gauche,	Fièvre élevée, extension de la matité, haleine fétide.	pleurésie	*Punct. posit.* — Résection de 2 côtes. Evacuat. de pleurésie fétide. Ouvert. du foyer gangréneux.		Guérison.	

I. — Gangrènes pulmonaires. Pneumotomie. Guérison (*Suite*)

N°s	AUTEURS	AGE SEXE	ETIOLOGIE DÉBUT	DIAGNOSTIC	SYMPTOMES	PLÈVRE	OPÉRATION	SUITES OPÉRATOIRES	GUÉRISON OPÉRATOIRE	RÉSULTAT TARDIF
87	MOIR *Lancet*. 9 janv. 1897.	H 23 ans	Pneumonie, 4 semaines.	Gangrène base gauche.	Infection grave. Signes cavit. (?).	adhérente	Ouvert. d'un gros foyer contenant des fragments pulmon. gangrenés.		Guérison en 5 semaines.	
88	MONOD *B. Soc. de Chir.* 1093, p. 937.	H 55 ans		Gangrène pulm. gauche.	Signes cavit., *Ponct. positive.*	adhérente	*28 mai* 1898. — *Ponct.* Résect. de 2 côtes. On se guide Trocart pour ouvrir la caverne. Attouchement au chlor. de zinc.	2 fois reprise de la température.	Guérison en 5 mois.	Maintenue complète (6 mois).
89	MORTON *British Med. Journ.*, 17 févr. 1900	H	Primitive (?) 1 mois.	Hésitant entre abcès ou pleur. purul.	Signes cavit. Hémoptysies.	libre	Résection costale. Suture pleurale. Ouvert. de la caverne.	Suppuration très longue.	Guérison en 2 mois 1/2, petite fistule.	Complète (8 mois).
90	MOURRON *Archiv. Méd. navale.* Sept. 1909.	H 36 ans	Primitive, 10 jours.	Gangrène pulm. base droite.	Douleurs à la pression. Légère pleurésie. Sympt. d'abord diffus. se localisent au bout d'un mois. *Ponct. posit*	quelques adhérences.	*24 juin* 1900. — Résection d'une côte, pas de liquide pleural, *ponct. posit.* Guide sonde cannelée. Evacuat. d'un flot de pus gangreneux. Réunion partielle de la peau (Stovaïne).	Infection cutanée. Désunion.	Guérison en 3 mois,	Complètement guéri (plusieurs mois) « à l'air d'un lutteur ».
91	OPENCHOWSKI *Zeits. f. klin. Med.*, 1879. Bd. 16.	H 30 ans	Pneumonie, 3 semaines.	Gangrène du lobe sup. droit.	Vomique. Signes cavit. (?).	adhérente	Résection de 2 côtes. Ouvert. d'une cav. communiquant avec une bronche.		Guérison en 8 mois.	
92	PRUTZ *In* GARRÉ et SULTAN. *Arch. f. klin. Chir.* 1902, p. 815.	H 48 ans	Primitive, 1 an.	Gangrène, du sommet droit.	Vomiques Hémoptysies. Signes cavit.	libre	*26 sept.* 1897. — Résection d'une côte. *Ponc. posit.* occasionne quinte de toux. Pneumothorax Suture déchire. Tamp. *2 oct.* 1897. — *Ponct. posit.* guide ouvert du foyer Hémorrh. Tamp		Guérison en 1 mois, cicatrisation incomplète.	Pas de fistule. Expectorat. muqueuse.
93	RIEDEL *Münch. med. Woch.*, 1898, 18 juillet, p. 888.	F 10 mois		Pleurésie purul. C'est une gangrène.	*Ponct. posit.* fait croire à pleur. purul.	adhérente	Ouvert du poumon sur le trocart.	Amélioration rapide. Puis phlegmon thorac. Est incisé.	Guérison.	
94	RIEDEL *Ibid.*	H 40 ans		Gangrène.	Signes cavit. *Ponct. posit.*	adhérente	Résect. costale. Cavité presque sous la plèvre.		Guérison.	
95	SMITH *Lancet*, 20 juil. 1887.	H 39 ans	Pneumonie, 9 semaines.	Gangrène base droite.	Signes cavit.	adhérente	*Ponct. négative.* — Pneumotomie.		Améliorat.	
96	SOMMER et KIJEWSKI *Gazeta Lekarska*, 1905, n° 24.	H 52 ans		Gangrène sommet droit.		adhérente	18 *fév.* 1902. — Résection d'une côte. Ablation d'un fragment pulm. gangrené.	Pas d'amélioration. 11 *avril* : Nouvelle résection costale Évacuat. cav. Améliorat. rapide.	Guérison avec fistule.	
97	TUFFIER *B. Soc. Chir.*, 1906, 21 mars.	H 28 ans			Vomique, hémoptysie. Signes cavit. (?) *Radiogr.* concorde avec signes physiques.	adhérente	Résection de 2 côtes, *Nombreuses ponct. négat.* Ouvert. d'une petite cavité au milieu de tissus sclérosés.		Guérison complète.	
98	TUFFIER *Ibid.*, 1907, 13 févr.	H 35 ans	Pneumonie.	Gangrène, du lobe sup. droit.	*Radiosc*, très nette.	adhérente	Résection de 2 côtes. Décollement pleural.		Guérison.	
99	TUFFIER *Ibid.*, 1899, p. 584.	H 64 ans			En état de cachexie avancée.	adhérente (?)	Résection de 3 côtes. Ouvert. d'une cavité grosse comme le poing. Ablation de tissus sphacélés.		Guérison en 3 mois.	Maintenue complète (10 mois).

I. — Gangrènes pulmonaires. Pneumotomie. Guérison (*Suite*)

Nº	AUTEURS	AGE SEXE	ETIOLOGIE DÉBUT	DIAGNOSTIC	SYMPTOMES	PLÈVRES	OPÉRATION	SUITES OPÉRATOIRES	GUERISON OPÉRATOIRE	RÉSULTAT TARDIF
100	TUFFIER *In* th. DISSER, Paris 1904, p. 38.	H 69 ans	Primitive, 8 mois.				*Juillet* 1898. — Résection de 3 côtes.	Amélioration rapide.	Guérison.	Constatée 6 ans après.
101	TRBUPEL *Munch. med. Woch.* 1902, nº 40.	Enfant 9 ans	Corps étranger, 4 ans.		Affection pulm. chronique, puis. local. des symptômes.	pleurésie	Résection de 2 côtes. *Ponct. négat.* Quelques jours plus tard, incision au thermo. Cav. non trouvée. Mèches.	8 jours après, évacuat. spont. du foyer.	Guér. Fistule pendant 7 semaines.	Guérison.
102	ULATOWSKI *Inaug. Dissert, Kiel*, 1903.	H 22 ans	Primitive, 15 jours.	Hésitant entre pleurésie purulente et gangrène ouverte dans la plèvre.	Pas de signes cavit. *Ponct. posit.*	pleurésie	Evacuation de la pleurésie. Puis le 14 *janvier* 1902: résection costale. *Nombr. ponct. négatives.* Ouvert. du foyer hémorr. Tamp.	Rétention nécessite nouvelle intervent. Résection de 3 côtes, ouvert. du P. en croix. On trouve une 2e cavité. Pour obtenir guérison, résect. de 3 nouvelles côtes.	Guér. avec fistule (11 m.)	Guérison sans fistule après thoracoplastie.
103	VICKERY *Boston Med. a Surg. Journal*, 29 avril 1909, p. 550.	H 43 ans	Primitive, 24 jours.	Gangrène sommet droit.	Signes cavit. concordent avec *Radiosc.*		19 févr. 1909. — (Dr Scudder). Résection costale. Ouvert. du foyer.		Guérison complète.	
104	WALTHER *B. Soc. Chir.* 1904, 6 janvier.	H 35 ans	Grippe.	Pleurésie interlobaire, (*radiosc.*).	Vomiques. Auscultat. et *radiosc*, concordent.	pleurésie	*29 Mars 1902.* — Résection de 3 cotes, évacuat. de la pleurésie, et ouvert. du foyer fistulisé (5 cm. de prof).		Guérison avec fistule.	Pas de fistule. (Excision de la fistule et surjet le 27 nov. 1903.)
105	WIESNER *Centralb. f. Chir.* 1898, p. 1169.	H 33 ans	Pneumonie, 15 mois.	Gangrène, lobe inf. gauche.	Signes cavit.	adhérente	Résection de 3 côtes. Ouvert. du poumon en croix. Cav. de 0m04×0m06 1/2.	Elairage fait 4 jrs après, montre fistule communiquant avec cavité voisine. Elargiss. et extirpat d'un gros fragment sphacelé.	G. complète. (6 semaines).	

II. — Gangrène pulmonaire, Pneumotomie. Mort.

N°	AUTEURS	AGE SEXE	ETIOLOGIE DÉBUT	DIAGNOSTIC	SYMPTOMES	PLÈVRE	OPÉRATION	SUITES OPÉRATOIRES	MORT	AUTOPSIE
106	BERNDT *Wien. klin. Rundschau*, 1900, p. 372.	H 39 ans	14 jours.	Gangrène pulmonaire base droite.	Expector. fét., 1 lit. 1/2. Etat très grave, cyanose, t. 39. P. g. Matité de 7e à 9e entre rachis. et b. spinal omoplate. Râles. P. g. Râles. *Ponct. posit. Pas de radiogr.*	libre	22 *mai* 1899. — Résection de 2 côtes. Ouv. accid. de la plèvre. Suture pleuro-pulmon. Inc. au thermo. Caverne grosse comme le poing. Tamponnement (Chloroforme.)	Accidents infectieux persistent	6e jour.	P. d. Hépatisation avec petites cavernules à la base P. g. A côté caverne ouverte on en trouve une autre communiquant par un petit orifice.
107	BONNEAU *Paris chirurgical*, 1909, nov., p. 1038.	H 26 ans	Pneumonie, 7 mois 1/2.	Pneumonie, puis tuberculose, enfin gangrène pulm. gauche.	Hémoptysies successives, Malade anhélant. T. 39e. Exp. fét. très abondante, S. cavit. sous la pointe de l'omoplate gauche, puis à ce niveau matité. *Pas de radiogr.*	libre	9 *octobre* 1909. — Résection d'une côte. *Nombreuses ponct. négatives.* Par le trou du trocar, pneumothorax. Suture de l'orifice l'agrandit. Palpation au doigt négative, incision du poumon. On ne trouve pas le foyer. La plèvre est drainée. Pendant chloroforme avait eu vomique.	Etat s'aggrave. Le 7e jour, lavage pleural ressort pas les bronches.	8e jour.	A un 0m01 de l'incision pulmonaire cavité anfractueuse grosse comme le poing. La palpation extérieure ne permet pas de reconnaître l'existence de cette caverne.
108	CLARCK and NORTON *British Med. Journ.* 1897, 25 sept.	H 45 ans épileptiq.	Primitive,	Gangrène pulmo. dr.	S. cavitaires entre 5e et 6e c. dr.	adhérente	*Nombr. ponct. négat.*, puis *ponct. posit.* Résection de 2 côtes. Ouv. cavité. Hémorr. légère. Temp. (Chlorof.)	Amélioration. Plus de crachats fétides.	12e jour attaque épileptique.	Il n'existait pas d'autres cavernes.
109	DELANGLADE in Thèse FIOLLE. *Lyon*, 1908, p. 55.	H 54 ans	Primitive, 3 semaines.	Gangrène pulm., base droite.	Etat très grave. Signes cavitaires sous l'angle de l'omoplate droite. Palpat. en ce point provoque rejet de pus par la bouche. *Radioscopie.* Ombre imprécise.	adhérente	9 *juillet* 1908. — Résection d'une côte. *Ponction positive.* Ouverture de la caverne. Quelques escharres. (Chloroforme.)	4 heures après, dyspnée intense, œdème pulmonaire.	4e jour.	
110	DELBET *Bull. Soc. de Chir*, 37 ans 1903, p. 695.	F 37 ans	Primitive, 3 mois.	Gangrène pulm. sommet gauche.	Circul. collat. au sommet gauche S. cavitaires. Râles dans le reste du poumon. *Radiographie* 2 fois négative.	adhérente	20 *septembre* 1899. — Incision du 2e espace en av. sans résection. Ouv. d'une caverne par sa face sup. Hémorragie formidable. Tamponnement.	Aux pansements faits 6 et 9 jours après hémorragie se reproduit.	10e jour.	Ouverture d'une branche primaire de l'art Pulm. à 0m04 de l'éperon de bifurc. du tronc. On trouve 2 autres cavernes dans le lobe inférieur.
111	GALLIARD et BLUM *Soc. méd. des Hôp.* 3 fév. 1899.	H 52 ans	Broncho-pneumonie.	Gangrène pulm.	Signes cavitaires base gauche. Râles dans le reste du P.	adhérente	Résection de 3 côtes. Ouverture d'une caverne. (Chloroforme.)	Amélioration, puis reprise des acc.	Mort.	Il existait dans le lobe sup. une caverne et un abcès pleural.
112	GARRÉ *in* GARRÉ und SULTAN *Arch. f. klin. Chir.* 1902, p. 815.	H 38 ans	Primitive (?) 2 mois.	Gangrène pulm. droite.	Matité. *Ponction positive. Radiogr.* 2 foyers obscurs.	adhérente	2 *juillet* 1901. — Résection d'une côte. Ouv. d'une caverne grosse comme le poing et d'une seconde cav. voisine.	Tempér. reste élevée, état général grave. 2e opérat. le *13 juillet* Résection de 2 côtes. Ouverture d'un foyer pleural.	7 jours après 2e opérat.	Dans lob sup. au P. d. pneumonie chronique avec ectasies bronchiques.
113	H. JABLOKOW *Arch. f. Kinderheilkunde*, vol. XXXI, p. 278 (d'après EISENDRATH).	H 10 ans	Pneum. (?), 3 semaines.	Gangrène pulm droite.	Pas de S. cavitaires, état grave.	adhérente	Résection d'une côte, Ouv. d'une caverne d'où sort une escharre de 0m05 de long.	Etat général amélioré, mais fièvre et expectoration continuent. *Un mois plus tard* ouv. de 3 nouvelles cavités.	Mort au bout de 5 mois. (Cachexie.)	Autour du foyer on trouve de nombreux petits abcès s'ouvrant dans les bronches.

II. — Gangrènes pulmonaires Pneumotomie. Mort. (*Suite*)

Nº	AUTEURS	AGE SEXE	ÉTIOLOGIE DÉBUT	DIAGNOSTIC	SYMPTOMES	PLÈVRE	OPÉRATION	SUITES OPÉRATOIRES	MORT	AUTOPSIE
114	KAUSCH *Münch. med. Wochensch.* 1907, p. 1268.	H 8 ans	Corps étranger, il y a 3 ans.	Gangrène pulm.		libre	Résection costale. Les sutures pénètrent dans le foyer. Infection pleurale. Les sutures se coupent. Le poumon se retracte.		Mort à la fin de l'opér.	
115	KORN *Deutsche med. Wochens.* 1898, p. 313.	H 48 ans	Pneumonie q. q. jours auparavant.	Gangrène pulm. droite.	Pas de signes cavitaires *Radiogr.* Ombre très nette à la base dr.	adhérente	Résection de 3 côtes. Les adhérences sont accidentellement rompues. 16 *jours après* : 2ᵉ opération. *Ponction exploratrice.* Aussitôt hémoptysie abondante.	Immédiatement après la ponction, suffocation, Caillots encombrant les bronches. trachéotomie.	Mort immédiate.	Caverne du lobe inférieur. L'hémorrhagie n'en provenait pas. Les bronches sont obstruées par les caillots.
116	KÖRTE *Arch, f. klin. Chir.* LXXXV 1908, p. 36 (Obs. 3).	F 40 ans	Pneum. (?) 7 semaines.	Gangrène du sommet droit.	Signes cavit. Etat général grave. Râles des 2 côtés.	adhérente	13 *février* 1901. — Résection de 3 côtes. Suture pleurale. Caverne à $0^{m}02$ de profond. Grosse escharre. La cavité a $0^{m}08 \times 0^{m}04 \times 0^{m}06$. Une bronche s'y ouvre (Morphine-chloroforme).	3 jours après, reprise des accidents infectieux.	Le 4ᵉ jour après.	Pas d'autre caverne. Petites dilatations bronchiques. Broncho-pneumonie à gauche.
117	KÖRTE *Ibid.* (Obs. 5.)	H 48 ans	Pneumonie, 18 jours.	Gangrène du poumon droit.	Pas de signes cavitaires.	libre	24 *janv.* 1902. — Résection de 2 côtes. Suture pleurale. *Plèvre déchire* par efforts du malade. Suture d'une compresse. Ouv. d'une caverne volumineuse. Grosse escharre. (Morphine, Anesth. loc., un peu de chlorof. à la fin).	Bronchite le 8ᵉ jour.	Le 20ᵉ jour.	Double broncho-pneumonie.
118	KÖRTE *Ibid.* (Obs. 7).	H 47 ans	Congestion pulmonaire.	Gangrène du lobe inf. gauche	Signes cavitaires. *Radiographie* concorde	libre	16 *dec.* 1904. — Résection de 2 côtes. Suture pleurale. *Plèvre déchire.* Suture d'une compresse. *Ponctions négatives.* Ouv. de la caverne. (Morphine, scopolamine, un peu de chlorof).	Pneumo-thorax puis hémopneumo-thorax. Ponct. = 100 cc. de sérosité sanglante. Hémorraghie formidable	Le 21ᵉ jour.	Dans un angle de la caverne un anévrisme est rompu. 2 petits abcès pleuraux du côté opéré.
119	KÖRTE *Ibid.* (Obs. 8).	H 44 ans	Grippe (?)	Gangrène au niveau de l'angle scapul g.	Signes cavitaires. Grosses hémoptysies. Etat général très grave. *Radiogr.* concorde.	adhérente	16 *août* 1906. — Opéré *in extremis.* Résection de 2 côtes. Suture pleur. A $0^{m}02$ de profond. caverne avec escharre. Pas d'hémorrhagie. (Anesthésie locale).	Collapsus de suite après l'opération.	Au moment où le malade est mis dans son lit.	Pas d'autres lésions que la caverne ouverte.
120	KÖRTE *Ibid* (Obs. 11).	H 48 ans	Primitive (?), 3 mois.	Gangrène pulm. gauche.	Signes cavitaires sous l'angle de l'omoplate *Radiogr.* concorde.	quelques adhérences	18 *avril* 1907. — Résection de 2 côtes. Suture pleurale. Caverne à $0^{m}03$ de profond. Légère hémorrhagie. Escharre. (Morphine scopolamine.)	Amélioration, puis reprise de la température.	Le 14ᵉ jour.	A. g. broncho-pneumonie et petit abcès contre la cavité ouverte. A dr. hépatisation.
121	KÖRTE *Ibid.* (Obs. 12).	H 28 ans	Grippe, 15 jours.	Gangrène lobe sup. droit.	S. cavitaires au sommet. *Radiographie* concorde		7 *janvier* 1907. — Résection de 2 côtes. On ne trouve pas le foyer.	Pas d'amélioration. 4 jrs après, en un point on entend un souffle. Incision en ce point après résection cost. On ne trouve pas de caverne.	Le lendemain de la 2ᵉ opér.	*Pas de caverne.* — Pneumonie putride.
122	KÖRTE *Ibid.* (Obs. 14.)	H 41 ans	Primitive (?), 7 semaines.	Gangrène pulm. droite.	Septicémie.	adhérente	25 *juillet* 1891. — Résection de 2 côtes. Suture pleurale. Ouv. d'une caverne.	Phénom. de septicémie ne s'amendent pas.	7ᵉ jour.	Autre caverne communiquant avec celle qui a été ouverte. Ectasies bronchiques dans le lobe sup.

II. — Gangrène pulmonaire. Pneumotomie, Mort. (*Suite*)

N°	AUTEURS	AGE SEXE	ÉTIOLOGIE DÉBUT	DIAGNOSTIC	SYMPTOMES	PLÈVRE	OPÉRATION	SUITES OPÉRATOIRES	MORT	AUTOPSIE
123	KÖRTE *Ibid.* (Obs. 38).	F 41 ans	Bronchite Pneumonie grippale.	Gangrène base, gauche.		pleurésie en kystée	12 *déc.* 1891. — Évacuation d'un petit empyème. Ouv. de la cavité à la base du poumon g. Vaisseaux *traversant* la caverne	Amélioration puis pneumonie gauche.	7e jour.	Lobe inf. g. hépatisé. Il contient plusieurs petits abcès.
124	LAPOINTE *et* GY *Soc. anatomique* 1905, p. 717.	H 5 ans	étranger (épi de graminée), 1 mois.	Hésitant entre gangrène et pleurésie putride.	Etat général très grave Dyspnée intense, asphyxie. S. cavitaires.	adhérente	16 *août* 1905. — Résection de 2 côtes. Ouve. de la cavité au doigt. On retire l'épi de graminée.	Dyspnée redoublée.	Quelques heures après.	Double broncho-pneumonie.
125	LEGUEU *Soc. de Chirurgie de Paris*, 5 fév. 1908.	H		Collection au niveau de 7me côte gauche.	Pas de radiogr.		Résections de 3 côtes. Incision pulm. On ne trouve pas la cavité. Pendant l'op. vomique 600 gr.		Mort.	Collection à 1/2 cent. de la zone de recherche.
126	LEJARS *Soc. de Chirurgie*, 13 mai 1903.			Gangrène pulm. Pleurésie putride.	Accidents dyspnéiques extrêmes. *Ponct. posit.*		15 *déc.* 1903. — Résection de 3 côtes. Evacuat. de la pleurésie. Poumon affaissé. On ouvre une caverne grosse comme un poing d'enfant.		Le 3e jour.	Double broncho-pneumonie.
127	LEJARS *Ibid.*	H 43 ans		Gangrène pulm. (base gauche).	Cachexie extrême.		4 *déc.* 1901. — Ouverture d'une volumineuse caverne. Il s'écoule par la bouche du malade une gde quant. de pus sanguinolent.		Quelques heures après.	
128	LEJARS et FERNET *Soc. méd. des hôp.*, 1899, p. 275.	H 51 ans	Pneumonie 15 jours.	Gangrène du sommet droit.	Pas de S. cavitaires S. de tub. pulm. au sommet dr.	adhérente	24 *oct.* 1809. — Résection de 3 côtes. Ouv. caverne grosse omme le poing	Améliorat. rapide mais reprise des acc. fébriles. Tuberc. aiguë.	Mort.	Caverne bien ouverte. Infiltr. tuberc. du P. d. et en partie du P. g.
129	LENHARTZ *in* KISSLING. *Jahrb. d. Hamb. Staats kr. Bd. X.*, 1905-1906 (Obs. 40)	H 30 ans	Pneumonie, 14 jours.	Gangrène pulm, gauche.	Pas de signes cavitaires. *Ponct. posit.*	adhérente	2 *avril* 1898. — Résection d'une côte. Caverne ouverte.	4e jour, pyopneumothorax et phlegmon de la paroi.	11e jour.	P. g. foyers multiples. P. d. caverne, double broncho-pneumonie.
130	LENHARTZ *Ibid.* (Obs. 41).	H 39 ans	Primitive? 5 semaines.	Gangrène pulm, gauche.	Signes cavitaires.	libre	8 *nov* 1897. — Résection costale. Tamp. 14 *nov.* 1897. — *Nombreuses ponct. explor.* négatives. Après chaque ponction, hémoptysie. 19 *nov.* — Ponct. posit. Ouv. du foyer. Ouv accident de la plèvre. Pleurésie évacuée.	Pleurésie purulente. Erysipèle de la paroi.	34e jour.	2 cavernes existent à côté de celle qui est ouverte.
131	LENHARTZ *Ibid.* (Obs. 42).	H 46 ans		Gangrène pulm.	Signes cavitaires à la base droite.	adhérente	10 *avril* 1898. — Résection de 3 côtes. Pneumothorax partiel. 25 *avril.* — *Ponct. posit.* Ouvert. de la caverne.	Le lendemain érysipèle, pleurésie purulente, streptococcie,	26e jour.	Streptococcie. Pleur. purul. Phlegmon de l'orbite.
132	LENHARTZ *Icid.* (Obs. 43).	H 58 ans	Pneumonie 14 jours.	Gangrène. sommet droit (on a hésité pendant 4 semaines).	Hémoptysies. Etat général grave. Pas de signes cavitaires.	adhérente	26 *mai.* — Résection d'une côte. Ouvert. de la caverne. Hémorrhagie (pas d'anesthésie).		Quelques heures après.	La caverne se prolongeait vers le hile. Pneumonie chronique.
133	LENHARTZ. *Ibid.* (Obs. 45).	H 22 ans	15 jours.	Gangrène base droite.	Pas de signes cavitaires.	libre	17 *juillet.* — Résection de 4 côtes. Pneumothorax partiel. 19 *juillet.* — Ouvert. sans sutures de la caverne. Ablation de petits fragments de dents cariées.	Ouv. d'un abcès sous phrénique et d'un pyopneumothorax.	30e jour.	A côté caverne ouverte, on en trouve une autre qui, par une longue fistule, s'ouvre à la face inférieure du poumon.
134	LENHARTZ *Ibid.* (Obs. 46).	F 52 ans	Pneumonie, 8 jours.	Gangrène lobe sup. droit.	Signes cavitaires. Etat très grave.	adhérente	13 *avril* 1800. — Résection de 2 côtes. Caverne ouverte.	Expectoration purulente et fièvre continuent.	4e jour.	Infiltration purulente du P. d. Emphysème à gauche.

II. Gangrènes pulmonaires. Pneumotomie. Mort. (*Suite*)

Nᵒ	AUTEURS	AGE SEXE	ÉTIOLOGIE DÉBUT	DIAGNOSTIC	SYMPTOMES	PLÈVRE	OPÉRATION	SUITES OPÉRATOIRES	MORT	AUTOPSIE
135	LENHARTZ *Ibid.* (Obs. 47).	H 39 ans	2 mois.	Gangrène lobe sup. droit.		adhérente	15 *mai* 1900. — Résect. de 2 c. Blessure Mammaire int. 17 *mai.* — Ouv. de la cav. à sa partie supérieure.	On diagnostique un foyer voisin. *Ponct. négatives.*	15ᵉ jour.	A côté de la caverne, 2 autres foyers. Pleurésie purulente enkystée passée inaperçue.
136	LENHARTZ *Ibid* (Obs. 52).	F 56 ans		Gangrène lobe inf. gauche.	A la base g., son amphorique et souffle. *Radiographie* négative, ombre cardiaque, masque les lésions.	adhérente	13 *juillet* 1902. — Résection de 2 côtes. 14 *juillet.* — Inc. au thermo. Chaque essai provoque crise de toux. Hernie pulmonaire.	On refait *quelques ponctions ;* elles sont négatives. Chaque fois crise de toux et hémoptysie. *Pneumo-thorax* dû à ponctions. 28 juillet, *nouv. ponc.* Toux, hémoptysie, accidents cérébraux.	31ᵉ jour.	Plaie opératoire est toute voisine de caverne du P. g. Foyers multiples bilatéraux. Abcès du cerveau.
137	LENHARTZ *Ibid* (Obs. 53).	H 40 ans		Gangrène lobe inf. gauche.	Pas de Signes cavitaires. *Radiogr. Radiosc.* confirment.	libre	22 *août* 1902. — Résection 3 côtes. Suture pleurale essayée deux fois. Hémorragie.	Emphysème sous-cutané. Pyopneumothorax, érysipèle.	Mort.	Caverne dans lobe inf. gauche. Pyopneuno-thorax. Erysipèle.
138	LENHARTZ *Ibid.* (Obs. 54).	H 37 ans	Embolie, 10 jours.	Gangrène pulmonaire.	Pas de signes cavitaires. 2 *ponctions négatives.* *Radiogr.* Zone claire au milieu d'une ombre.	adhérente	16 *nov.* 1902. — Résection de 2 côtes. 18 *nov.* — Inc. au thermo. Hémorragie. 19 *nov.* — Nouvel essai, reste vain. On laisse une mèche.	On s'apprête à faire la radioscopie. Accidents respiratoires.	Mort.	Inc. exploratrice de $0^{m}07$ de long. Caverne en est à $0^{m}005$.
139	LENHARTZ *Ibid.* (Obs. 55).	F 39 ans	Corps étranger.	Gangrène lobe sup. gauche.	État grave. Pas de signes cavitaires. *Radiogr.* : Tout le P. g. est dans l'ombre, mais le foyer est plus sombre.	adhérente	23 *nov.* 1903. — Résection de 3 côtes. Ouv. de deux cavernes communiquant.	Rétention. On débride. Grosse hémorragie. On ouvre une 3ᵉ cav. On cherche à en ouvrir une 4ᵉ. Hémorragie. Erysipèle de la paroi.	10ᵉ jour.	P. g. contient encore plusieurs petites cavernes. P. d. broncho-pneum. à la base.
140	LENHARTZ *Ibid.* (Obs. 56).	H 40 ans		Gangrène lobe inf. gauche.	État très grave, S. cavitaires. *Radiosc.* concorde. Le foyer déborde, l'ombre cardiaque.	libre	7 *mai* 1903. — Résection de 3 côtes.		4 h. après.	La caverne était juste au niveau de la thoracotomie.
141	LENHARTZ *Ibid.* (Obs. 57).	H 43 ans	6 semaines.	Gangrène lobe sup. gauche. (Foyers multiples (?).	État très grave. Pas de S. cavitaires. *Radiosc.* Sommet g. dans l'ombre, plusieurs tâches foncées.	libre	6 *août* 1903. — Résection de 2 côtes. Déchirure pleurale. Suture. Tamponnement.	Collapsus.	2ᵉ jour.	Cavernes multiples du lobe Sup. g. Double broncho-pneumonie.
142	LENHARTZ *Ibid* (Obs. 58).	H 41 ans	14 mois.	Gangrène lobe sup. gauche. (foyers multiples (?).	État très grave, pas de S. cavitaires. *Radiosc.* peu nette avec éclairage. ant., très nette avec éclairage post. P. D. est sombre.	adhérente	22 *oct.* 1904. — Résection de 3 côtes. 24 *oct.* — Ouverture de la caverne; à ce moment la respiration s'arrête.		Immédiate. Syncope.	Plusieurs cavernes du lobe supérieur gauche.
143	LENHARTZ *Ibid.* (Obs. 59).	H 49 ans	5 semaines.	Gangrène lobe sup. droit.	État très grave. Pas de signes cavitaires. *Radigor.* très caractéristique.	adhérente	9 *avril* 1905. — Résection de 3 côtes. — Incision du poumon au thermo. Grosse hémorr.	Délire.	10 h. après.	Caverne était à $0^{m}01$ de l'incision poumon. Dégénéresc. du myocarde.

II. — Gangrènes pulmonaires. Pneumotomie. Mort. (*Suite*)

N°	AUTEURS	AGE SEXE	ÉTIOLOGIE DÉBUT	DIAGNOSTIC	SYMPTOMES	PLÈVRE	OPÉRATION	SUITES OPÉRATOIRES	MORT	AUTOPSIE
144	LENHARTZ *Ibid.* (Obs. 60).			Gangrène lobe sup. gauche.	État très grave. Pas de signes cavitaires. *Radiogr.* très nette.	libre	1905. — Résection de 3 côtes. Déchirure pleurale. Tamponnement.	Syncope au moment où l'on veut ouvrir le foyer, le surlendemain.	Le 2e jour.	Lobe sup. g. Grosse caverne, plusieurs petites. Hépatisation de tout le poumon. Dégénéresc. du myocarde.
145	MARTIN (EDWARD), *in* EISENDRATH. *Philadelphia Med. Journal*. 1901. t. II.	enfant	Pneumonie.	Gangrène lobe inf. droit.	Infection grave, Signes cavitaires (?)	adhérente	Résection de 2 côtes. Tout le lobe inférieur est gangréné.		En 24 heures.	
146	PATSCHKE *Soc. libre des Chirurg. de Berlin*, 8 mars 1909.	H		Gangrène sommet gauche.		libre	Résection costale. Déchirure de plèvre. Ouverture d'une grande caverne.	Hémoptys. foudroyante	Mort.	Rupture d'un anévrisme gros comme une noix ; à côté de la caverne ouverte, s'en trouve une autre communiquant. Plèvre libre, suture étanche.
147	STIEDA, *in* GARRÉ et SULTAN *Arch. f. kliniche. Chir.* 1902, p. 515 (Obs. 5).	H 30 ans	Primitive, 1 mois.	Gangrène pulm.	Pas de signes cavitaires (?)	adhérente	13 *avril* 1901. — Résection d'une côte. *Ponct. posit.* Ouverture.	7 jours après, hémorr. dans la plaie. Se renouvelle chaque fois qu'on enlève le tamponnement. Au bout de 2 mois, hémoptysie formidable.	Mort, 2 mois.	Dans la caverne passait un gros vaisseau qui est ulcéré.
148	SZCZYPIORSKI *Soc. de Chirurgie*, 1903. p. 760.	H 49 ans	Pneumonie, 15 jours.	On a cru à pleurésie interlobaire gauche.	Pas de défervescence après la pneumonie	pleurésie purulente	5 *fév.* 1903. — Résection d'une côte, ouvert. d'une cavité interlobaire.	5 jours après, expulsion de tout le lobe supérieur gangréné.	Hecticité.	
149	ULATOWSKI *Inaug. Dissert. Kiel* 1903.	F 50 ans	Primitive, 1 mois.		Empyème de nécessité.		4 *sept.* 1902. — Ouvert. de l'empyème. 13 *sept.* — Résection de 3 côtes. Incision du poumon. Mèches.	16 *sept.* Élimination d'une énorme escharre (20 cent.) Cyanose intense.	37e jour.	Compression de la veine cave sup. par une énorme adénopathie. Tumeur du cervelet.

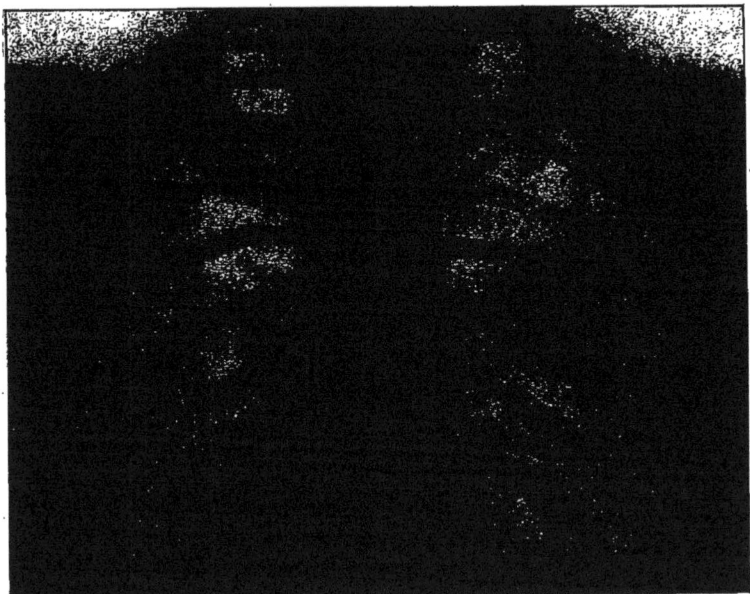

Fig. 1. — Malade de l'observation II (M. GOSSET). Vue de dos, avant l'opération.

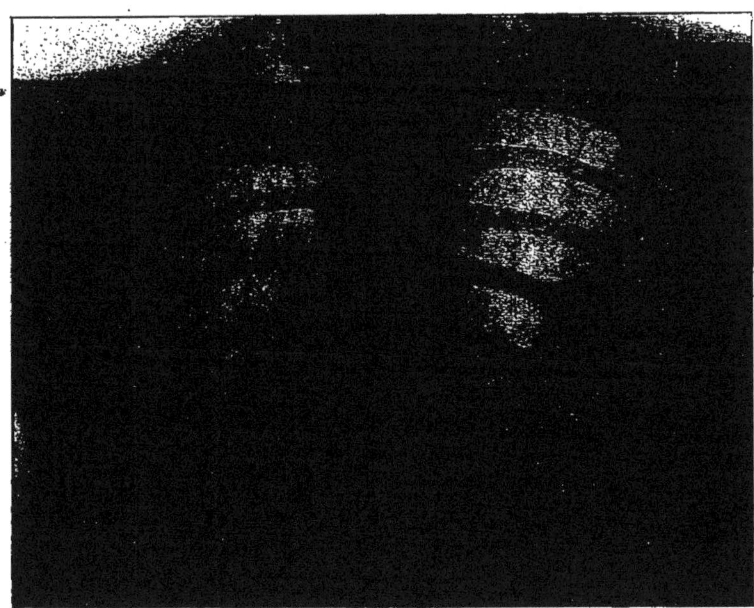

Fig. 2. — La même, 14 mois après l'opération. — Radiographies de M. Béclère.

G. STEINHEIL, Éditeur.

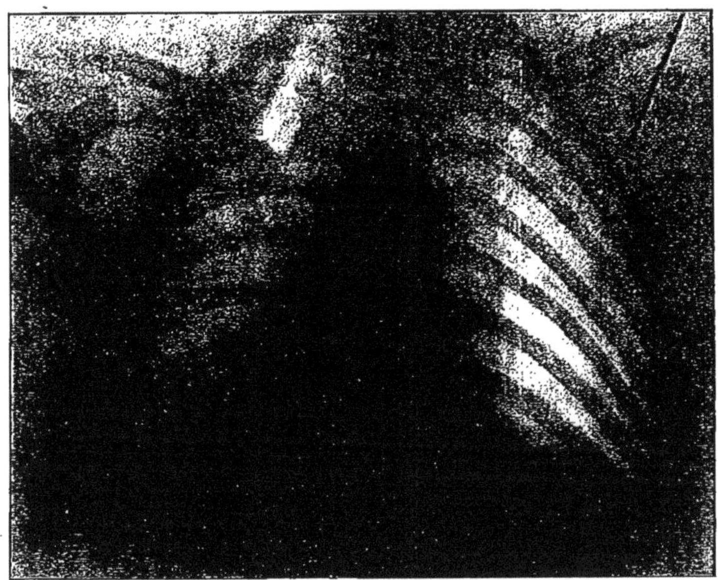

Fig. 1. — Malade de l'observation I (M. Cunéo), caverne du sommet gauche après l'opération. Vue de dos à travers le pansement. Radiographie de M. Vaillant.

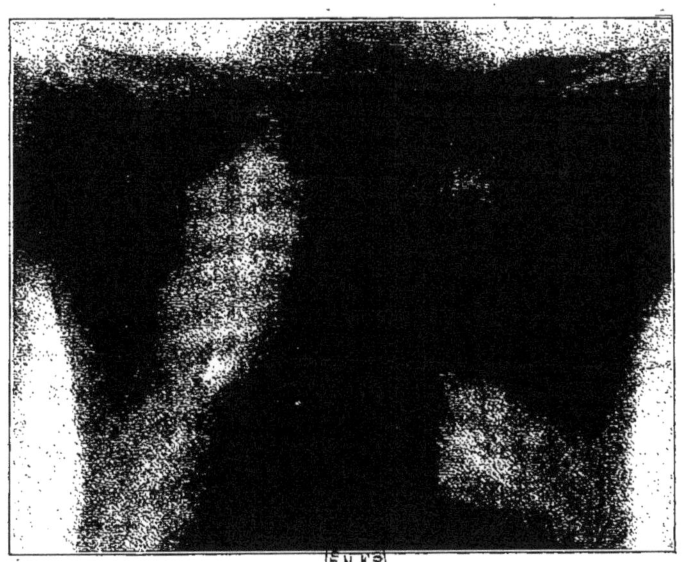

Fig. 2. — Malade de l'observation 21 (Galliard et Picqué, *Soc. méd. des hôp.* 29 octobre 1909). Vue de dos. — Radiographie de M. Vaillant.

G. STEINHEIL, Éditeur

Gaston PICOT.

C

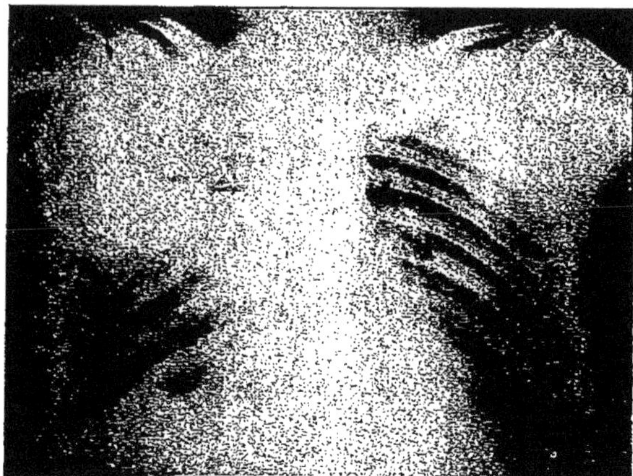

Fig. 1. — Caverne du lobe supérieur gauche. Malade vu de dos. L'ombre est diffuse.

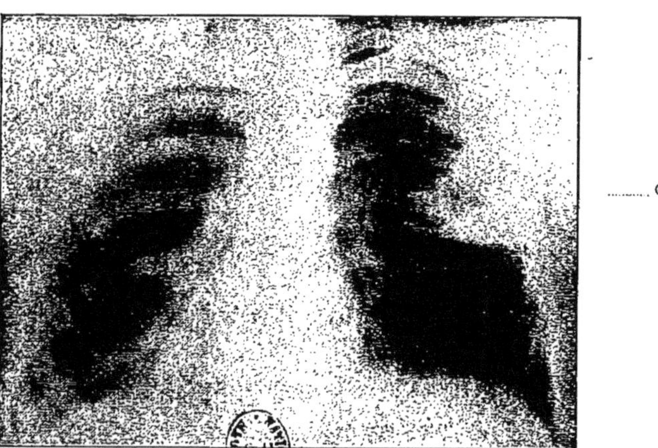

C

Fig. 2. — Le même vu de face, la caverne est beaucoup mieux localisée et se détache en clair au milieu d'un anneau sombre.

(d'après Lenhartz, *Jahrbücher der Hamburgische*

PLANCHE III.

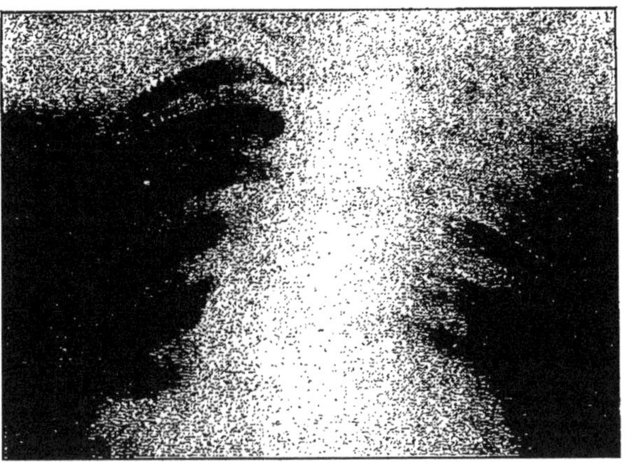

...... C

Fig. 3 — Caverne du lobe supérieur droit avant l'opération. Petit centre clair au milieu d'une ombre diffuse. Malade vu de dos.

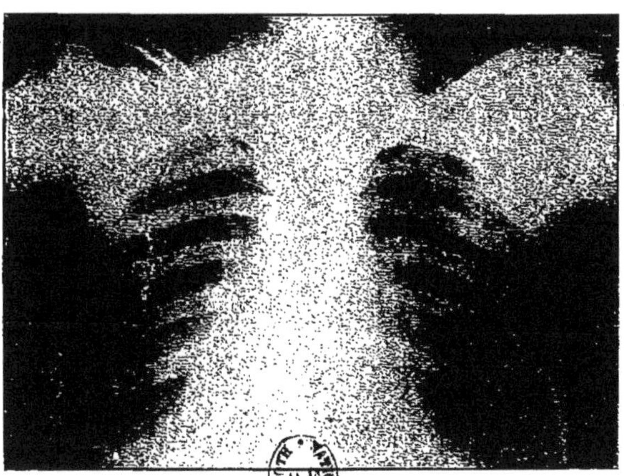

Fig. 4. — Le même après l'opération. Régénération complète des côtes, transparence parfaite du poumon.

ankenanstalten. Bd. X, 1905-1906. Hamburg, Leopold Voss.)

G. STEINHEIL, Editeur

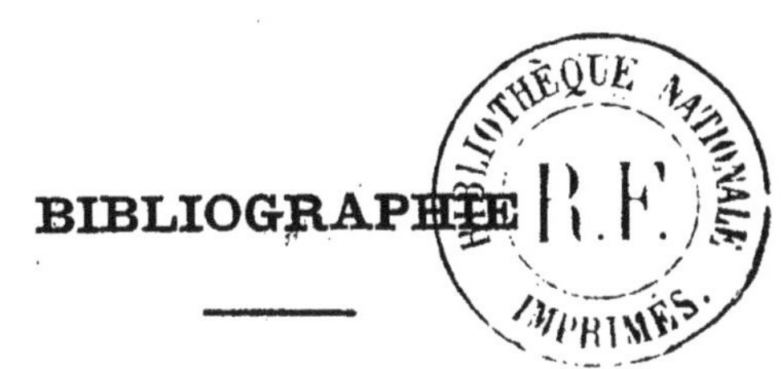

BIBLIOGRAPHIE

1. **Adler**. — Guérison opératoire de la gangrène pulmonaire. *Société de méd. berlinoise*, 1908, 22 juillet.
2. **Anzilotti**. — La Gangrena pulmonare ed il suo trattamento chirurgico. *Clinica medical*, Pisa, 1904.
3. **Armstrong**. — Gangrène du poumon et abcès. *The Montreal Medical Journal*, t. XXXVIII, 1909, n° 2, février.
4. **Auvray**. — L'Intervention chirurgicale dans la gangrène pulmonaire. *Presse médicale*, 1904, 13 juillet, 20 juillet.
5. **Barbieri**. — Evolucion de la Cirurgia pleuro-pulmonar en el seglo XIX. *An. sanidad. militar.*, Buenos-Ayres, 1901.
6. **Bardenheuer**. — *Verhandl. deutscher Naturf. und Aerzte.* Hamburg, 1901.
7. **Barthès**. — *Contribution à l'étude de l'intervention chirurgicale dans la gangrène pulmonaire.* Thèse de Montpellier, 1907-1908.
8. **Barry**. — *A Treatise on a consumption of the Lung.* Dublin, 1726.
9. **Bayer**. — Zur Pneumopexie. *Centralblatt für Chirurgie*, 1897, n° 2, p. 37.
10. **Bazy**. — De l'incision exploratrice de la plèvre ; incision et drainage d'un foyer de gangrène pulmonaire. *Comptes rendus du Congrès français de Chirurgie*, 1895 (pp. 79-81) et *Soc. de Chirurgie de Paris*, 1895, 19 novembre.
11. — Du diagnostic et de l'intervention chirurgicale dans la gangrène pulmonaire. *Bulletins et Mémoires de la Soc. de Chirurgie de Paris*, 1903, p. 554.
12. **Beck (Carl)**. — *New-York Med. Journal*, 1897.
13. **Béclère, Oudin et Barthelémy**. — Application de la méthode de Rœntgen au diagnostic des affections thoraciques. *Bull. et Mém. de la Soc. médicale des hôpitaux.* Paris, 1895.
14. **Béclère**. — La Radioscopie et la Radiographie des organes splanchniques. *IIe Congr. intern. d'électricité et de radiol. méd.*, Berne sept. 1902.
15. **Bell**. — *Lehrbegriff der Wundarzneikunst*, 1805.

16. **Berndt.** — Traitement chirurgical de la gangrène pulmonaire. *Wiener klin. Rundschau*, Berlin, 1900, t. XIV, pp. 372-374 et 412-414.

17. **Bessel-Hagen.** — Guérison opératoire d'une caverne du poumon. *Centralbl. für Chirurgie*, 1907. p. 83.

18. **Biondi.** — Contributo alla chirurgia pulmonare. *Clinica chir.*, Milano. 1895.

19. **Bircher.** — L'État actuel de la chirurgie pulmonaire. *Medizinische Klinik*. 1908, n° 31, 2 août; n° 32, 9 août.

20. **Bolton.** — The X Rays as a diagnostic agentin pulmonary conditions. *British Medical Journal*, London, 1903.

21. **Bonneau.** — Deux observations de gangrène pulmonaire. *Paris-chirurgical*. 1909, t. I, n° 10, p. 1037.

22. **Borchert.** — Beiträge zur Lungenchirurgie. *Archiv für klinische Chirurgie*. Bd. 63, Heft 2, p. 400.

23. — *Chirurgie du poumon*. Thèse, Berlin, 1901.

24. **Bouveret.** — Abcès du poumon, pneumotomie. *Lyon médical*, 1889, juillet.

25. **Brauer.** — Pneumothorax artificiel dans certaines affections pulmonaires. *Congrès français de chirurgie*, 1906, p. 371.

26. — Chirurgie thoracique. Soc. de méd. de Marbourg, 1909, 23 juin. *Münchener medicinische Wochenschrift*, 1909, 7 sept., t. LVI, n° 36, pp. 1805-1806.

27. **Brauer, Friedrich, Garré, Hoffmann, Muralt, Sauerbruch, Kausch.** — Le Traitement chirurgical des affections pulmonaires. *LXXXe Congrès des naturalistes et médecins allemands*. Cologne, Sept. 1908. *Zentralblatt für Chir.*, n° 47, pp. 1401-1407, 1908, 21 nov. *Journal de chirurg.*, t. II, n° 1, p. 67, janv. 1909.

28. **Bramwell and Cotterill.** — Large gangrenous Cavity in the lung. Incision. *Chir. Studies*, Edimbourg, 1905-1906.

29. **Broca.** — Sur la pneumotomie. *Bull. et Mém. de la Soc. de chir.*, Paris, 1905.

30. **Brookhouse.** — *The Lancet*, London 1886, 1, 1111.

31. **Bruns und Mikulicz.** — *Handb. d. prakt. Chir.*, 1897, Bd. II.

32. **Büdinger.** — Ueber Lungensequeser. *Münchener medizin. Wochenschrift*, 1904, 18 oct. n° 42.

33. **Bushnell.** — *American Journal of Med. Sciences*, 1896, oct.

34. **Caussade et Joltrain.** — Des hémorragies au cours de la gangrène pulmonaire. *Bulletin médical*, 1908, 19 août, n° 65.

35. **Cavazzani.** — Contributo alla cura degli ascessi pulmonari. *Riforma med.*, Palermo, 1904.

36. **Cayley and Gould.** — *Roy Med. and Chir. Soc.*, London 1884, 27 mai. *British Med. Journal*, 1884, 1. p. 1045.

37. **Cazamian.** — *Du pneumothorax opératoire*. Paris 1902.
38. **Cérenville (de)**. — Deux observations de pneumotomie pour gangrène du poumon. *Revue médicale de la Suisse romande*, Genève 1892, t. XII, n° 15, pp. 229-235.
39. **Chevalier (Henri)**. — *Contribution à l'étude du traitement chirurgical de certaines collections purulentes intra-pulmonaires*. Thèse de Paris, 1906.
40. **Cheski**. — *Contribution à l'étude de la pneumotomie*. Thèse de Lyon, 1894.
41. **Clarke and Morton**. — A Case of operation for abcess of the lung due to localised necrosis. *Brit. Med. Journal*, 1897, 25 sept.
42. **Claessens**. — *Ann. de la Soc. de méd. de Gand*, 1839. p. 170.
43. **Cohen (Hugo)**. — *Ein Fall von Pneumotomie*. Inaug. Dissert. Freiburg i. B. 1903.
44. **Constantin**. — *Contribution à l'étude de la pneumotomie dans les abcès du poumon*. Thèse, Bordeaux, 1892.
45. **Coupland**. — *British Med. Journal*, 1885, vol. II.
46. **Courmont, Tixier et Mouriquand**. — Abcès pulmonaire post-pneumonique, pneumotomie. Guérison. *Bull. Soc. méd. des Hôpitaux*, Lyon, 1904, pp. 293-297.
47. **Crerar**. — *British Med. Journal*, 1899, 20 mai.
48. **Criegern (von)**.—Ueber Pleurasynechien und verwandte Zustände vom Gesichtspunkte der diaskopischen Diagnostik. *Münch. med. Wochenschrift*, 1902, p. 54.
49. **Czerny**. — Hyperpression. *Congrès français de chirurgie*, 1904.
50. **Davidson**. — Bronchotomie et résection pulmonaire. *Beiträge zur klinischen Chirurgie*, 1908, t. LX, fasc. 1-2, Octobre, pp. 94-110. *Journal de chirurgie*, 1909, janvier, p. 67.
51. **Delacour**. — *Contribution à l'étude de la chirurgie pulmonaire en plèvre saine*. Paris, 1906.
52. **Delagénière**. — Contribution à l'étude de la chirurgie de la plèvre et des lobes inférieurs du poumon. Six observations. *Arch. prov. de chirurgie*, 1894.
53. — Nécessité du drainage du sinus costo-diaphragmatique dans la plupart des interventions sur le poumon. *Associat. française de Chir.*, Paris, 1895, et *Semaine médic.*, n° 52.
54. — Du pneumothorax chirurgical. *Revue de Chirurgie*, 1901, t. II, p. 553, et *Arch. prov. de Chir.*, 1er décembre.
55. — *Congrès français de Chir.*, 1901 et *Arch. prov. de Chir.*, 1905, p. 566.
56. — Un Cas de chirurgie en plèvre saine. *Congrès de la Soc. internat. de chirurgie*. Bruxelles, 1905, pp. 3-9.

57. **Delagénière** — De l'intervention chirurgicale dans la gangrène pulmonaire. *Rev. médicale de Louvain*, 1905.
58. **Delagénière.** — Voies et Moyens d'accès dans le thorax au point de vue opératoire d'après 46 opérations de chirurgie pleuro-pulmonaire. *Congrès franç. de chirurgie*, 1906, p. 404.
59. **Delbet (Pierre).** — Gangrène pulmonaire. *Soc. de Chirurgie de Paris*, 1903, p. 595.
60. — *Bull. et Mém. de la Soc. de Chir. de Paris*, 1905, 5 juillet.
61. — *Bull. et Mém. de la Soc. de Chir. de Paris* 1908, 5 février.
62. **Delorme.** — Note sur les indications de la décortication pulmonaire. *Revue de Chir.*, 1901, t. II, p. 551.
63. **Depage.** — *Compte rendu annuel du service de chirurgie de l'hôpital Saint-Jean.* Bruxelles, 1901.
64. — A propos des voies et moyens d'accès dans le thorax. De la position ventrale. *Congrès franç. de Chir.*, 1905, p. 842 et 1906, p. 397.
65. — Note sur un nouvel appareil de MM. les Drs Mayer et Danis. *Bull. de l'Ac. royale de Médecine de Belgique*, 1908, 25 janvier.
66. **Disser.** — *Des résultats éloignés de l'intervention chirurgicale dans le traitement de la gangrène pulmonaire.* Thèse de Paris, 1904.
67. **Dollinger.** — Der artifizielle Pneumothorax als vorbereitende Operation zur Exstirpation durchgreifender Brustwandtumoren oder Lungentumoren. *Centralblatt für Chir.*, 1902-1903.
68. **Doyen.** — A propos des voies et moyens d'accès dans le thorax au point de vue opératoire. *XIXe Congrès franç. de chir.*, Paris, 1906, octobre.
69. **Duperrier.** — *Essai sur la gangrène pulmonaire.* Thèse de doctorat. Paris, 1902.
70. **Dutar.** — *Difficultés du diagnostic dans les lésions pulmonaires au point de vue du traitement chirurgical.* Thèse de Paris, 1898-1899.
71. **Eisendrath.** — The Surgery of pulmonary abcess, gangrene and bronchiectasies following pneumonia. *Philadelphia Med. Journal*, nov. 1901, pp. 9-16 et 23.
72. **Eiselsberg (Von).** — *Soc. imp. royale de* Vienne, 1908, 20 novembre. — *Revue de Chir.* 1909, 10 février.
73. **Elsberg.** — Pneumothorax et position chirurgicale. De l'importance de la position abdominale dans les opérations sur les plèvres et les poumons. *Medical Record*, New-York, 1908. 23 mai, n° 1959. pp. 846-848.

74. — Influence de la position sur les conséquences d'un pneumothorax. *Journal of Experiment. Medicine*, 1909, mai, t. XI, pp. 444 452.

75. **Elsner**. — *Med. News*, 12 mars 1899, p 353.

76. **Enderlen**. — Ein Beitrag zur Chirurgie des hinteren Mediastinums. *Deutsche Zeitschr. f. Chir.* Bd .LXI.

77. **Fabrikant**. — Chirurgie du poumon. *Chir. Wiestnik*, 1894.

78. — Ueber chir. Eingriffe f. Lungenkrankheiten. *Centralblatt für Chir.*, 1895, p. 1129.

79. **Fairchild**. — *Chicago Clin. Rev.*, Vol. 9, n° 93. — *Wiener klin. Woch.*, 1893, p. 633.

80. **Faye**. — Cité par Richemond. *Nosographie chirurgicale*, 1872, t. IV.

81. **Fiolle**. — *Traitement des suppurations circonscrites du poumon par la pneumotomie*. Thèse, Lyon, 1909.

82. **Fraenkel (A)**. — *Deutsche med. Woch.*, Berlin, 1882, VIII, pp. 51-45.

83. — Ueber die Heilung ulzeröser Lungenproceese, insbesondere des Lungenbrandes auf operativem Wege. — *Medic. Klinik*, 1905, n° 20.

84. — *Spezielle Pathologie und Therapie der Lungenkrankheiten*, 1904.

85 **Franck**. — Freie Vereinigung der Chirurgen in Berlin. Séance du 14 mars 1904. *Zentralblatt für Chir.*, 1904. 7 mai, p. 568.

86. **Frankel**. — Radiographie dans la gangrène pulmonaire. *Soc. de médecine berlinoise*, 1903, 4 mars.

87. **Freyhan**. — Ueber Pneumotomie. *Berliner Klinik*. 1898, mars fasc. 117.

88. **Friedrich**. — Die Chirurgie der Lungen. *Langenbeck's Arch. f. klinische Chirurgie* 1907, Bd. 72,

89. — Traitement opératoire des affections pulmonaires. *XXVI*e *Congrès allem. de Chir.* 1907, t. II, pp. 32-82. (Seidel, Brauer, Küttner, Sauerbruch, Wendel, Lenhartz Körte, Garré)

90. — Sur la chirurgie pulmonaire. *Münch. medizinische Wochenschrift*, 1908, t. LV, n° 45, 10 nov., et n° 48, 1er décembre.

91. — Weitere Fragesellungen und Wincke für die operative Brustwand-Lungenmobilisierung bei vorwiegend einseitiger oder auf das Oberlappengebiet beschränkter Lungenphthisie. *Deutsche Zeitschrift für Chirurgie*, sept. 1909. t. C.

92. **Gairdner and Mac Leod**. — *British Med. Journal*, 1885, 1, 864.

93. **Galliard**. — Gangrène du poumon. *Soc. méd. des Hôpitaux*, 1899, 3 févr.

94. **Galliard et Picqué.** — Gangrène circonscrite du poumon droit. Diagnostic par la radiographie. Pneumotomie. Guérison. *Bull. et Mém. de la Soc. médic. des hôpitaux*, 1909, n° 32, p. 465.

95. **Garré und Quincke.** — Chirurg. Behandlung der Lungenkrankheiten. *Deutsche med. Wochenschrift*, 1901.

96. **Garré und Quincke.** — *Grundriss der Lungenchirurgie.* Iena 1903 (Fischer).

97. **Garré.** — Ueber den operativen Verschluss von Lungenfisteln. *Deutsche med. Wochens*, 1904.

98. — Die chirurg. Behandlung der Lungenkrankh. *Mitt. a. d. Grenzgebiet. d. Med. und d. Chir.* 1902, Bd. IX.

99. **Garré und Sultan.** — Kritischer Bericht über 20 Lungenoperationen aus der Rostocker und der Königsberger Klinik. *Beiträge z. klin. Chir.* Bd. XXXII, 2, 1902, p. 492.

100. **Gerulanos.** — Ueber die chirurgische Behandlung von Lungenkrankheiten, *Deutsche Aerzte Zeitung*, 1902, n°s 9 et 10.

101. — *Deut. Zeit. für Chir.* Bd. 49, p. 312.

102. — *Chirurgische Encyklopädie*, von Kocher und Quervain.

103. **Giulani.** — Abcès du poumon, pneumotomie, guérison. *Lyon médical*, 1909, 23 mai, t. CXII.

104. **Glück.** — *Berliner klin. Wochenschrift*, 1881, p. 645.

105. **Glück.** — Die Entwickelung der Lungenchirurgie. *Verhandl. d. deuts. Gesells. f. Chir.*, 1907, II, p. 261.

106. **Godlee.** — *British Med. Journal*, 1899, 21 janvier.

107. **Goepel.** — *Centralblatt f. Chir.* 1901. *Kongresbericht.* p. 66.

108. **Goyanes.** — Chambre pneumatique pour opérations intra-thoraciques. *Acad. médico-chirurgicale de Madrid*, 1908, 21-24 février.

109. **Guibourg.** — *Traitement chirurgical de l'abcès du poumon.* Thèse, Paris, 1908.

110. **Guinon.** — *Soc. méd. des Hôpitaux*, 1899, 27 janv. et 1898. 8 juin et 1899, 3 février.

111. **Gross.** — Chirurgie du poumon et des plèvres. *Beiträge z. klinischen Chirurgie*, 1899, t. XXIV, 1 et 2.

112. **Hall.** — Abcès du poumon d'origine appendiculaire. *Medical Record*, 1908, t. LXXIV, n° 1980, 17 octobre.

113. **Hallion.** — A propos de la chambre de Sauerbruck, *Cong. franç. de chirurgie*, 1904, p. 397.

114. **Heckstrom.** — *Jahrbuch. f. Kinderkrankheiten*, 1899.

115. **Heitz.** — Ein Fall von operativ geheilter Lungengangrän. *Munch. med. Wochenschrift*, 1895.

116. **Helferich und Lichtenauer.**— Ein Beitrag zur Behandlung grösserer Lungenkavernen und der nach Pneumotomie verbleiben den-Lungenfisteln. *Deutsche Zeitschrift f. Chirurg.* 1899, Bd. p. 389.
117. **Henle.** — Ein neuer Apparat zur Ueberdrucknarkose. *Congr. all. de Ch.*, 1908.
118. **Herczel.** —*Wiener med. Presse,* 1900, 15 et 23 déc. pp. 2321-2324, 2375-79.
119. **Herff.** — *Kölnische Zeitung*, 1844, n° 249.
120. **Herzfeld.** — *Centralbl. f. Chir.* 1899, p. 493.
121. **Hewelke.** — Ein Beitrag zur Therapie des Lungenbrandes. *Deutsche med. Wochenschrift*, XVII, 1891.
122. — *Münch. med. Wochenschrift*, 1891, XXXVIII, p. 261.
123. — Fall von Lungengrangrän. *Centralbl. für Chir.*, 1896, p. 167.
124. **Hofmolk.** — *Wiener med. Presse*, 1892, n°s 48 et 49.
125. **Holzknecht.** — Röntgenologische Diagnostik der Erkrankung der Brusteingeweide, etc. *Ergänzungsheft* 6. *der Forschritte auf dem Gebiete der Röntgenstrahlen* von Albers-Schönberg, 1901.
126. **Huber.** — *Transact. of the Am. Ped. Assoc.*, 1892, vol. 3.
127. — Traitement chirurgical de la gangrène pulmonaire. *Archives of pediatrics*, New-York, 1902, mars, t. XIX, p. 171-175.
128. **Inches.** — *Boston medical and Surg. Journal*, 1881, p. 14.
129. **Itard.** — Thèse de Paris, 1903.
130. **Jablokow.** — *Arch. f. Kinderk.* vol. 31.
131. **Jacobson.** — Indications de la chirurgie pulmonaire. *Therap. der Gegenwart*, 1900, t. II, pp. 305-312.
132. **Jayle et Jaffray.** — *Soc. anat.*, 1893.
133. **Jordan.** — *Semaine méd.*, 1898. p. 188, et Soc. de médecine de Heidelberg, 1901, 19 nov.
134. **Karewski.** — *Archiv f. klin. Chirurgie*, 1898, t. LVII, p. 555.
135. — Die chirurgische Behandlung der Lungenabcesse, insbesondere deren Dauerresultate. *Münch. med. Wochenschrift*, 29 sept., 1 et 6 octobre 1903, p. 1674. *Sem. méd.*, 1903, p. 181.
136. — Sur la valeur des méthodes d'hypo et d'hyperpression en chirurgie pulmonaire et sur une nouvelle chambre à hyperpression. *Berliner klinische. Wochenschrift*, 1909. t. XLVI, n° 8, 22 févr.
137. **Karonyi.** — *Eulenberg's Encycl.*, 1997, vol. 13.
138. **Kausch.** — Die derzeitigen positiven Erfolge der Druckdifferenz Verfahren (Sauerbruch). *Münchner med. Wochenschrift*, 1907, n° 26, p. 1268.
139. **Kijewski.** — Pneumotomie, *Centralblatt f. Chir.* 1895. p. 950.

140. **Kissling**. — Ueber Lungenbrand mit besonderer Berücksichtigung der Röntgenuntersuchung und operativen Behandlung. *Jahrbücher der Hamburgischen Staatskrankenanstalten* Bd. X, 1905-1906 (45 figures, 10, planches, 10 pl. stéréosc.).

141. **Koch**. — *Archiv f. klin. Chirurgie*, 1873, p. 706.

142. — *Zeitsch. f. klin. Med.*, 1899, t. XVI, p. 393.

143. **Kocher**. — *Traité de chirurgie opératoire*.

144. **Kohn**. — *Deutsche med. Wochenschrift*, 1899. n. 13.

145. **König** (**F**.). — Lungenchirurgie. *Handbuch d. prakt. Med.* 1898, Bd. I.

146. **Körte** . — *Deutsche medizinische Wochenschrift*, 1901, XXVII p. 151.

147. — Traitement chirurgical de l'abcès chronique du poumon. Communicat au xxxviie *Congr. all. de Chir.* Berlin, avril 1908.

148. — Traitement chirurgical des abcès du poumon et de la gangrène pulmonaire. *Archiv f. klinische Chirurgie*, 1908, t. LXXXV, fasc. 1. pp. 1-62.

149. **Krause**. — Ueber operative Behandlung der Lungengangrän. *Berl. klin. Wochenschrift*, 1895.

150. — *Berl. klin. Wochenschrift*, 1897, p. 347.

151. — *Soc. de Méd. de Berlin*, 1908, 8 janvier.

152. **Krautwig**.— *Ueber Lungenchirurgie*. Inaug. Dissert, Bonn, 1893.

153. **Krecke**. — *Münch. med. Wochenschrift*, 1891.

154. **Kümmel**. — Chirurgische Erkrankungen der Lunge. — *Handbuch der praktischen Chirurgie*, Band II, 1902, p. 516.

155. **Küttner**. — Sur les opérations faites avec les chambres et appareils pneumatiques. *Beiträge zur klinischen Chirurgie*, 1908, t. LX, fasc. 1-2, Octobre pp. 1-94. 12 fig. et 1 planche). *Journal de Chir.*, t. II, n. 1, janv. 1909, p. 64.

156. — Endothoracale und Operationem mittels Ueber-und Unterdruck. *Congrès all. de Chir.*, 1908.

157. **Langenmantel**. — Beiträge zur operativen Behandlung der Lungengangrän. *Münch. med. Wochenschrift*, 1899.

158. **Lapointe et Gy**. — Abcès putride aigu du poumon droit par aspiration d'un épi de graminée. Pneumotomie. Mort. *Bull. de la Soc. anatomique*, 1905, p. 717.

159. **Lassen**. — Inaug. Dissert. Kiel 1886.

160. **Laurent**. — La Chirurgie pleuro-pulmonaire. *Clinique*, Bruxelles, 1898.

161. **Lawson**. — *British Med. Journal*, 3 juin 1893.

162. **Lawson.** – X Rays in the diagnosis of lung disease. *Practitioner*, London, 1906.
163. **Lejars.** — *Gaz. hebdom,* 1897, p. 181.
164. — De l'intervention dans la gangrène pulmonaire. *Bull. et Mém. Soc. de Chir. de Paris*, 1903, p. 503.
165. — Rapport sur deux observations de gangrène du poumon de Szczypiorski. *Soc. de Chir. de Paris*, 1903, p. 760.
166. Traitement chirurgical précoce des collections liquides endopulmonaires non tuberculeuses. *Semaine médicale*, 28 Juin 1905.
167. **Lejars et Fernet.** — *Bull. de la Soc. médicale des Hôpitaux*, 1899. 3 mars, p. 275.
168. **Lenhartz.** — Cf. KISSLING.
169. — Die Krankheiten der Lungen. *Handb. der prakt. Medizin*, 1898, Bd. I.
170. — Zur operativen Behandlung des Lungenbrandes. *Mitteil. aus dem Grengeb. der Med. und. Chir.* 1902, Bd. IX, Heft 3.
171. — *XXXVI*e *Congr. all. de Chirurgie*, 1907, p. 60.
172. — Sur la gangrène pulmonaire. *Soc. des Chirurg. all. du Nord-Ouest*, Hambourg, 1909, 23 janv.
173. — Pneumotomie pour gangrène diabétique du poumon. *Soc. méd. de Hambourg*, 1909, 9 février, Bd. VI, 1 p. 69; *Deutsche medizinische Wochenschrift*, t. XXXV. n. 32, 12 août 1909, pp. 1412. 1413.
174. — Gangrène pulmonaire. Thoracotomie. Soc. méd. de Hambourg, 1909, 6 avril. *Deutsche medizin. Wochenschrift*, 1909, 23 sept., t. XXXV n° 38.
175. **Lenz.** — *Centralblatt f. Chir.* 1896, p. 608.
176. **Lichtenauer.** — Ein Beitrag zur Behandlung grösserer Lungencavernen und der nach Pneumotomie verbleibenden Lungenfisteln. *Deutsche Zeitschr. f. Chir*, 1899. Bd. L., p. 389; Heft 3 et 4.
177. **Liné.** — *Contribution à l'étude du pneumothorax chirurgical.* Thèse de Paris, 1907. 21 nov. 127 pages.
178. **Loison.** — Voies et moyens d'accès dans le thorax au point de vue opératoire. *Ass. franc. de Chir.*, XIXe *Congrès*, Paris, 1906.
179. **Lop.** — Abcès du lobe supérieur du poumon droit. Pneumotomie. Guérison. Rapport de J.-L. FAURE. *Soc. de Chir.*, 1908, 28 oct.
180. **Lotheissen.** – Traitement chirurgical de la gangrène pulmonaire. *Wiener mediziniche Wochenschrift*, n° 20, 1907, p. 993.
181. **Lutzenburger.** — Inaug. Diss. Halle, 1894.
182. **Mac Ewen.** – The Cavendish Lecture on some points in the Surgery of the Lung, *British Med. Journal.* London, 1906.

183. **Malbot**. — Chirurgie du poumon dans les cavernes tuberculeuses. *Arch. prov. de chirurgie*, 1898, t. VIII, p. 94.

184. **Martens**. — Zur Chirurgie der Pleura und Lunge. *Deutsche med. Wochenschrift*, 1908.

185. **Matas**. — The Surgery of the Chest, etc... *Annals of Surgery*, 1899, vol. XXIX.

186. **Matignon**. — Pneumotomie. *Arch. gén. de Méd.*, 1894, p. 162.

187. **Mayer** (L.). — Quelques considérations à propos de la chambre pneumatique de Sauerbruch. *Congr. franç. de Chir.*, Paris, 1904, p. 333.

188 — La Chambre pneumatique de Sauerbruch. *Congrès internat. des Physiologistes*, 1904.

189. — *Les Bases physiologiques de la chirurgie pleuro-pulmonaire*. Bruxelles, 1906, (chez Hayez).

190. — Ein Neuer Apparat zur Ueberdrucknarkose, *Congr. all. de Chir.*, 1908.

191. — *Les Conditions nouvelles de la chirurgie intra-thoracique. Jour. de Chirurg.*, Paris, 1908, t. I. n° 4, juillet.

192. **Mayer et Danis**. — Un nouvel Appareil destiné à éviter les accidents du pneumothorax. *Annales de la Soc. belge de Chir.*, 1908, n° , p. 69.

193. **Meltzer** et **Tuffier**. — *Comptes rendus de la Soc. de Chir.*, 1910, 4 janv.

194. **Michaux**. — *Congrès franç. de Chir.*, 1895.

195. **Mikulicz**. — *Congrès all. de Chir.*, 1905.

196. **Mirowski**. — Gangrene of the lung treated by operation. *Chirurgia*, Moscou, 1904.

197. **Moir**. — *The Lancet*, 1897, janvier.

198. **Monod**. — *Soc. de chir. de Paris*, 1903, p. 650.

199. **Monod** et **Vanverts**. — *Traité de technique opératoire*, Paris, 1902.

200. **Morillon**. — *Pneumotomie*. Thèse, Paris, 1897.

201. **Morton**. — A Case in which a pulmonary abcess was successfully drained. *British. Med. Journal*, 1900, 17 février.

202. **Mosler**. — Ueber lokale Behandlung von Lungencavernen. *Berlin. klin. Wochenschrift*, 1873, p. 510.

203. — Compte rendu du 2e Congrès de médecine interne, Wiesbaden, 1883.

204. **Mosny**. — *Traité de Médecine* de Brouardel et Gilbert, 1900, t. VII, p. 498.

205. **Mourron**. — Gangrène pulmonaire primitive, abcès du poumon droit, pneumotomie, guérison. *Arch. de Méd. navale*, t. XCII, n° 9 sept. 1909.

206. **Murphy.** — Surgery of the Lung. *The Journal of the Americ. Med. Associat.*, 1898, juillet-août.

207. — Chirurgie du poumon. XIIIe *Congrès international de Médecine*, Paris, 1900, p. 595.

208. **Mürrel (W.) and Walther Spencer.** — *The Lancet*, London, 1900, t. II, p. 876.

209. **Nasse.** — *Arch. f. med. Erfahrungen*, 1824.

210. **Neuber.** — Vorstellung eines geheilten Lungenabcesses. *Mitt. des Vereins Schleswig-Holst. Aertze*, 1894, n° 3.

211. **Noetzel.** — *Archiv für klin. Chir.* Bd. 80. III.

212. **Northrup and Mc. Cosh.** — *New York Med. Journal*, 1897, 14 janv.

213. **Oehler.** — *Münch. med. Wochenschrift.*, 1891, p. 723.

214. **Openzowski.** — Abcès du poumon, gangrène, pneumotomie. Guérison. *Vratch.* Saint-Pétersbourg, 1888.

215. — *Zeit f. klin. Med.*, Bd. 16, 1889, p. 393.

216. **Opokin.** — Die Pneumotomien in Russland. *Arch. f. klin. Chir.*, 1904.

217. **Osann.** — *Kasuistik der Pneumotomie*, Diss. Kiel, 1892.

219. **Osler.** — *John Hopkins Bulletin*, 1890, déc.

220. **Ossig.** — Ein Fall von operativ geheiltem Lungenabcess. *Allg. med. Central Zeitschrift*, 1904.

221. **Otten.** — Die Bedeutung der Röntgenuntersuchungen für die Diagnose umschriebener Eiterung der Lunge. *Fortschritte a. d. Gebiete d. Röntgenstr.*, 1909, Bd. XIV, Heft 1, p. 1 (2 planches).

222. **Packard and Leconte.** — *American Journal of Medic. Sciences*, Philadelphie, 1902, t. CXXIII. pp. 375-393.

223. **Parascandalo.** — Stato attuale della chirurgia pulmonare. *Archivio intern. di Med. e Chir.*, Napoli, 1900.

224. **Parozzani.** — Contributo alla chirurgia del polmone. *Ann. di Med. nav.*, Rome, 1899.

225. **Patschke.** — *Rev. de Chir.*, 1909, 10 juillet, p. 208.

226. — Gangrène du poumon. *Réunion libre des Chirurg. de Berlin*, 1909, 8 mars. — *Zentralblatt. f. Chir.*, t. XXXVI, n° 18, 1er mai 1909, pp. 646-647.

227. **Pepper.** — *Americ. Journ. of Med. Sciences*, 1874, oct.

228. **Perthes.** — Sur le traitement chirurgical de l'abcès chronique du poumon. *Communicat. au XXXVIIe Congr. all. de chir.*, Berlin, avril 1908, et *Arch. f. klinische Chirurgie*, pp. 1054-1070, 3 fig. — *Journ. de Chir.*, I. n° 7, oct. 1909, p. 718.

229. **Poirier et Jonnesco.** — Ouverture des cavernes tuberculeuses. *Gaz. des Hôpitaux*, Paris, 1891.

230. **Pourrat.** — Thèse, Lyon, 1891-92.

231. **Pouteau.** — *Mémoire sur la phtisie pulmonaire*, 1783.
232. **Potier.** — *Bull. de la Soc. anat.*, 1892, vol. 32, p. 96.
233. **Quénu.** — *Discussion sur la chirurgie du poumon.* Soc. de Chirurgie, 10 févr. 1897.
234. **Quénu et Longuet.** — Recherches expérimentales concernant la chirurgie thoracique. *Soc. de Biol. de Paris*, 1896, p. 1007, et *Soc. de Chir. de Paris*, 1896, 9 déc.
235. **Quincke.** — Zur operativen Behandlung der Lungenabcesse. *Berl. klin. Woch.*, n° 19, 1887 et n° 18, 1888.
236. — Ueber Pneumotomie. *Mitt. a. d. Grenzgeb. d. Med. u. d. Chir.*, 1896.
237. — Ueber die chir. Behandluñg von Lungenkrankheiten. *Mitt. a. d. Grenzgeb. der Med. u. d. Chir.*, 1902, Bd. 9.
238. — Traitement chirurgical des maladies du poumon. *Réunion des Naturalistes et des Méd. allem. Hambourg.* Discussion : Garré, Lenhartz. — *Centralbl. für Chir.*, 1901, p. 1194.
239. **Ramsay.** — *Annals of Surgery*, 1890, t. XI, p. 34.
240. **Reclus.** — Chirurgie du poumon. *Comptes rendus du Congr. franç. de Chir. de Paris*, 1895, p. 42. Discussion : Péan, Bazy, Tuffier, Walther.
241. **Richerolle.** — *Chirurgie du poumon. Pneumotomie. Pneumectomie.* Thèse, Paris, 1891-92.
242. **Riecketts.** — Lung Surgery. *Cincin. News*, New-York, 1903.
243. **Riedel.** — Zür Kasuistik der Lungenchirurgie. *Münch. med. Woch.*, 1898, n° 28, 12 juillet, p. 888.
244. **Riegner.** — Ueber die Indikationen zur chirurgischen Behandlung ulceröser Lungenprozessen. *Deutsche med. Wochenschrift*, 1902, 17 juillet, n° 29, p. 515.
245. **Robinson** (S.). — Chirurgie pulmonaire expérimentale. *Annals of Surgery*, 1908, XLVII, n° 2, février, pp. 184-221, 12 fig., 1 graphique. — *Journal de Chir.*, I, n° 1, 1988, avril, p. 47.
246. — Hyperpression intrapulmonaire; applications en chirurgie pulmonaire. *Journal of the Americ. Med. Associat.*, 1908, t. LI, n° 10, 5 sept.
247. **Robinson** and **Leland.** — Surgery of the Lungs under positive and negative pressure. *Surgery, Gynecology and Obstetrics*, 1909, t. VIII, n° 3, mars.
248. **Rochelt.** — Beiträge zur Lungenchirurgie. *Wien. klin. Wochenschrift*, 1902, n° 49.
249. **Rochester.** — *Med. News*, 1894, 20 janv., p. 91.
250. **Rockey.** — Insufflation du poumon, affaiss. avec de l'oxygène au moment de refermer la cavité thoracique. *Annals of Surgery*, mars 1909.

251. **Rodet et Pourrat**. — *Archives de physiologie normale et pathologique*, 1892, pp. 522-523.
252. **Roux**. — Chirurgie du poumon. *Bull. de la Soc. Chir.*, Paris, 1891, 17 juin, t. XVII, p. 442.
253. **Rovsing**. — Résection ostéoplastique temporaire de la paroi thoracique dans l'empyème chronique de la plèvre et dans l'abcès du poumon. *Hospitalstidende*, 1908, n° 1, 1er janv., pp. 3-12.
254. **Runeberg**. — *Deutsches Arch. f. klin. Med.*, 1887, p. 91, vol. 41.
255. **Russel**. — *Americ. Journal of. Med. Sciences*. 1896, oct.
256. **Sapiejko**. — Diagnostic des adhérences pleurales en chirurgie pulmonaire. *Congrès de Moscou*, 1897, 8 sept. — *Sem. méd.*, 1897, t. XVII, p. 335.
257. — Contribution à l'étude de la chirurgie pulmonaire avec le diagnostic des adhérences pleurales. *Revue de Chirurg.*, 1899, t. XX, p. 15.
258. **Sauerbruch**. — Des opérations intrathoraciques à l'aide de la chambre pneumatique. *XXXIIIe Congrès de la Soc. all. de Chir.*, Berlin, 1904. — Discussion : Mikulicz, Brauer, Peversen, Müller.
259. — Berichtiber die ersten in der pneumatischen Kammer der Breslauer Klinik ausgeführten Operationen. *Münch. med. Wochenschrift.*, 1906, n° 1.
260. — État actuel de la chirurgie thoracique, valeur de la méthode de l'hypopresssion de Sauerbruch, pour prévenir le pneumothorax. *Journal of the American Medic. Associat.*, 1908, t. LI, n° 10, 5 sept.
261. **Schenk, Baglivi, Purmann**. — D'après Gluck (voy. n° 105).
262. **Schlechtendahl**. — Lungengangrän nach Aspiration einer Kornähre. *Münchner med. Wochens*. 1902, p. 449.
263. **Schorstein**. — On abcess of the brain in association with pulmonary disease. *The Lancet*, t. CLXXVII, n° 12, 1909, 18 sept. ; t. II, p. 843.
264. **Schmidt**. — *Berliner klin. Wochenschrift*, 1881, p. 756.
265. **Schmidt**. — *Deutsche med. Wochenschrift.*, 1906, n° 13. — *Congress f. innere Medicin*, 1906.
266. **Schmieden, Dreyer, Brauer, Küttner, Mayer, Sauerbruch, Kuhn, Kausch, Wendel, Wulstein**. — Sur l'emploi des procédés de l'hyper et de l'hypopression en chirurgie thoracique. *Communicat. au XXXVIIe Congr. all. de Chir.*, Berlin, avril 1908.
267. **Schultze**. — *Centralbl. f. d. Grenzgebiete d. Med. und d. Chir.* Iena, 1901.

268. **Seitz.** — *Entwicklelung der Lungenchirurgie.* Inaug. Diss. Würzburg, 1888.

271. **Sharp.** — *A Treatise on the operations of Surgery.* London, 1769.

269. **Simard.** — *Des hémorragies au cours de la gangrène pulmonaire.* Thèse, Paris, 1908, juillet.

270. **Siromakoff.** — *Radio-diagnostic du thorax.* Thèse, Montpellier, 1899.

272. **Skultecki.** — Contributo alla chirurgia del pulmone. *Gazz. degli ospedali*, Milan. 1906.

273. **Sehrwald.** — *Deutsche med. Wochenschrift*, 1889, Bd. XIX.

274. **Solieri.** — Chirurgie pulmonaire. *Ac. roy. des Sc. physiques de Sienne*, 1908, (8 mars). *La Clinica chirurgica*, t. XVII, n° 5, mai 1909, pp. 1060-1061.

275. **Sommer et Kijewski.** — Gangrène pulmonaire. Pneumotomie. Guérison. *Gazeta lekarska*, 1905, n° 24.

276. **Sonnenburg.** — Chirurgische Behandlung der Erkrankungen der Lunge und der Bronchien. *Handb. d. speziellen Therapie*, 1895, Bd. III, p. 447.

277. — *Centralblatt f. Chirurg.* 1897, p. 1137.

278. **Souligoux.** — *Traité de chirurgie de* Le Dentu et Delbet, t. V.

279. **Spandri.** — Contributo alla cura chirurgica degli abcessi e gangrena pulmonari. *Revista veneta di scienze med.*, Venise, 1903.

280. **Spillmann et Haushalter.** — *Rev. de méd.*, 1888, p. 643.

281. **Stork.** — *Lond. Med. Gazette,* 1844.

282. **Szczypiorski.** — Gangrène en bloc du lobe sup. gauche consécutive à une pneumonie franche aiguë. Crachats non fétides. Résection costale. Issue en masse au lobe gangrené. Mort. *Bull. et Mém. de la Soc. de Chir.*, 1903, p. 760.

283. **Tapie.** — Observation de chirurgie pulmonaire. *Province méd.*, 1907.

284. **Taufer.** — *Münch. med. Wochenschrift,* 1891.

285. **Teissier.** — *Traitement chirurgical de la gangrène pulmonaire.* Thèse, Montpellier, 1909, mars.

286. **Terrier.** — La Pneumotomie. *Progrès méd.*, 1896.

287. **Terrier et Reymond.** — *Chirurgie de la plèvre et du poumon.* Paris, 1899.

288. **Tietze.** — Beitrag zur Rezektion der Thoraxwand bei Geschwülsten. *Deutsche Zeitschrift f. Chir.*, Bd. XXXII.

289. **Tosatti.** — La Chirurgie pulmonaire. *La clinica chirurgica*, t. XVII, n° 8, 1909, 31 août.

290. **Treupel.** — Operative Behandlung gewisser Lungenernkrakungen. *Münch. med. Wochenschrift,* 1902, n° 40.

291. **Trezbitzki**. — *Wien. med. Wochenschrift*, 1893, n° 2.
292. **Truc**. — *Essai sur la chirurgie du poumon, pneumectomie, pneumotomie, injections intra pulmonaires*. Thèse, Lyon, 1885.
293. — Pneumotomie. *Revue méd.*, Paris, 1886.
294. **Tuffier**. — *Soc. de Chir. de Paris*, 1895, 13 nov., XXI, p. 765, obs. I.
295. — *Xe Congr. franç. de Chirurg.*, Paris, 1896, p. 384.
296. — Chirurgie du poumon, en particulier dans les cavernes tuberculeuses et la gangrène pulmonaire, Rapport présenté au *Congrès des Sciences méd. de Moscou*, Paris, 1897.
297. — *Bull. et Mém. de la Soc. méd. des Hôpitaux*, 1899, p. 114.
298. — Pneumotomie pour gangrène pulmonaire. Présentation du malade. *Bull. et Mém. de la Soc. de Chir. de Paris*, 1899, 31 mai, p. 585.
299. — De la radiographie en chirurgie pulmonaire. *XIIIe Congrès intern. de Méd.*, Paris, 1900. Section de pathologie générale.
300. — De la radiographie en chirurgie pulmonaire. *Rev. de Chir.*, Paris, 1901, p. 121.
301. — De la gangrène pulmonaire au point de vue chirurgical. *Bull. et Mém. de la Soc. de Chir. de Paris*, 1903, p. 529.
302. — A propos des fistules broncho-cutanées consécutives à la pneumotomie. *Bull. et Mém. de la Soc. de Chir. de Paris*, 1904, 6 janv., p. 28.
303. — Rapport sur une pneumotomie du Dr Antipas. *Bull. et Mém. de la Soc. de Chir. de Paris*, 1905, 5 juillet.
304. — L'ouverture de la plèvre sans pneumothorax. *Presse méd.*, 1906, 27 janvier.
305. — Thoracotomie pour abcès gangréneux chronique du poumon. *Bull. et Mém. de la Soc. de Chir. de Paris*, 1906, 21 mars.
306. — Gangrène du poumon. Thoracoplastie. *Bull. et Mém. de la Soc. de Chir. de Paris*, 1907, 13 février.
307. — Rapport sur une observation de Marion. *Bull. et Mém. de la Soc. de Chir.*, Paris, 1908, 5 février.
308. **Tuffier et Hallion**. — Opérations intrathoraciques avec respiration artificielle par insufflation. *Soc. de Chir. de Paris*, 1897, 3 février et *Soc. de Biologie de Paris*, 1896, 21 nov., p. 951 et 1896, 12 et 19 déc.
309. **Tuffier et Martin**. — Foyers septiques du poumon, abcès et gangrène. *Gaz. des Hôpitaux*, 1909, 6 nov., n° 126.
310. **Ulatowski (Von)**. — *Beitrag zür Kasuistik operativ behandelter Lungengangraen*. Inaug. Dissert. Kiel, 1903.
311. **Valton**. — *Belgique méd.*, 1895, vol, II, p. 545.

312. **Verneuil**. — La Chirurgie pleuro-pulmonaire. *Ann. de la Soc. belge de Chir.*, VIIIe année, 1900, n° 6.

313. **Vickery**. — Gangrène du poumon. — *Boston Med. a. Surg. Journal*, t. CLX, n. 17. 1909, 20 avril, p. 550.

314. **Villar (Francis)**. — Voies d'accès dans le thorax. *Congr. franç. de Chir.*, 1006, p. 414.

315. **Villière**. — *De l'intervention chirurgicale dans la gangrène pulmonaire*. Thèse, Paris, 1898.

316. **Voutier**. — *Contribution à l'étude de la pneumectomie*. Thèse, Lyon, 1903.

317. **Vulliet**. — *Rev. méd. de la Suisse romande*, 1906, p. 67.

318. **Walther**. — Pneumotomie pour dilatation des bronches. Des modes de réparation des grandes cavités pulmonaires. *Comptes rendus du Congrès franç. de Chir.*, 1895, p. 100.

319. — *Bull. et Mém. de la Soc. de Chir. de Paris*, 1901, p. 247. *Soc. de Chir. de Paris*, 1903, p. 531.

320. — Fistule broncho-cutanée. Excision du trajet fistuleux. Suture du poumon. Guérison. *Soc. de Chir. de Paris*, 1904, 6 janv., p. 26.

321. **Walsham**. — Th. de doctorat. Paris, 1898, p. 28.

322. **Wiemer**. — Beitrag zur operativen Behandlung der Lungengangrän. *Centralbl. f. Chir.*, 1898, pp. 1183-1186.

323. **Wild**. — Gangrène pulmonaire avec élimination d'un séquestre. *Soc. de méd. de Francfort-sur-M.*, 1908, 5 oct..

324. **Willems**. — Voies et Moyens d'accès dans le thorax au point de vue opératoire. *Assoc. franç. de Chir. XIXe Congrès*, 1906.

325. **Witzel**. — Ein Verfahren zur Beseitigung des akuten Pneumothorax. *Centralblatt. f. Chir.*, 1890, n° 28.

326. — *Centralblatt. f. Chir.*, 1902, n° 3.

327. **Wolkowitsch**. — *Centralblatt. f. Chir.*, 1898, n° 10.

328. **Zenker**. — *Arch. f. klin. Med.* Bd. 50, p. 351.

TABLE DES MATIÈRES

Imp. Monnoyer, Le Mans. — 1910

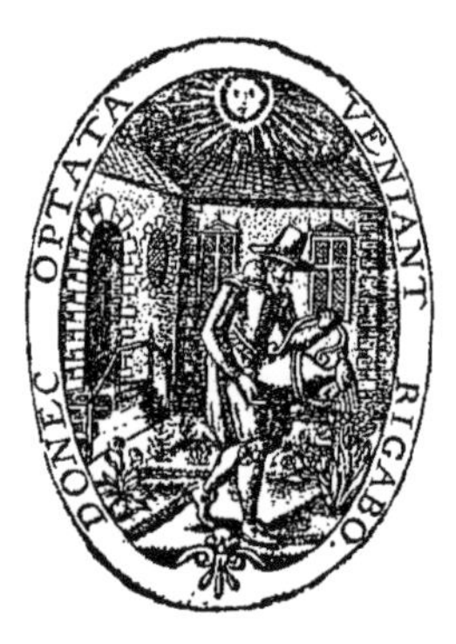
DONEC OPTATA VENIANT RIGABO

www.ingramcontent.com/pod-product-compliance
Ingram Content Group UK Ltd.
Pitfield, Milton Keynes, MK11 3LW, UK
UKHW021049230726
13926UKWH00004B/1732